コロナ感染拡大抑止へ　ＰＣＲ検査拡充を　専門家が緊急提言

目次

はじめに

5月25日に緊急事態宣言が解除され行動制限が緩和される中で、7、8月にかけて再び新型コロナウイルスの感染が拡大し、3、4月を上回る全国的感染となりました。

国立感染症研究所病原体ゲノム解析研究センターが8月5日に発表した「緊急レポート」は、「(5~6月の)長期間、特定の患者として顕在化せず保健所が探知しづらい対象(軽症者もしくは無症状陽性者)が感染リンクを静かにつないでいた可能性が残る」と分析。無症状感染が水面下で連鎖してくすぶり、7月以降の感染拡大を引き起こしてきた可能性を指摘しています。

大規模な行動制限は社会的ダメージが大きすぎ、くり返し発動することは困難です。感染拡大防止と社会経済活動の両立のため、無症状感染者の早期発見と保護・隔離がますます重要で、そのためのPCR検査の積極拡大の体制整備は待ったなしです。

政府は世論に押され「拡充」を言わざるを得なくなる一方、厚生労働省などは「PCR検査を増やすと、誤って陰性となる人(偽陰性)、誤って陽性となる人(偽陽性)が増え、感染拡大や医療崩壊を起こす」などと抑制論を振りまいて、国民に一定の影響を広げています。

この中で「しんぶん赤旗」は、PCR検査拡大の意義と抑制論の問題点について医療、検査、感染症のスペシャリストに連続インタビューを実施しました。「新型コロナ危機を乗り越える」の一点で立場を超え広がった協力です。

専門家の話で明確になったのは、PCR検査の性能はもともと非常に高く、世界で確立されたゴールドスタンダード（最も確かとされる判定基準）だということ。そして、世界中で無症状感染者の発見、保護、経済活動との両立のために、戦略的に活用されていることです。さらに防疫＝感染制御の目的で、鼻咽頭液や唾液の中にウイルスがいるかどうかをＰＣＲ検査で調べることは、非常に有効、確実だという視点が提示されました。

また検査にはヒューマンエラーも入りうることから、検査の精度管理活動が徹底され、対象者の行動歴、ウイルスへの曝露《ばくろ》歴の聞き取りやＣＴ画像などに基づく総合診断を行うなど、偽陽性、偽陰性を排除する取り組みがあることも示されました。厚労省が流している「感度7割、特異度99％」という見方は、根拠の不明確な為にする議論であることが明確になりました。

日本共産党の志位和夫委員長は7月28日に行った安倍晋三首相に対する緊急申し入れで、無症状感染者の集積する感染源（エピセンター）への集中検査、医療機関や高齢者施設等への定期検査の実施を提起しました。そこでは、本紙に登場した専門家の意見も参考としながら、「診断目的」ではない「防疫目的」でのＰＣＲ検査活用の意義が強調されました。

いまコロナ危機のもと国民の命と暮らしを守るために最も重要なことは、感染拡大をいかに抑え込むかです。それは無症状感染者からの感染という問題に本腰を入れた対策抜きに達成できません。政府は「重症者対策」を強調しますが、感染が拡大し、院内感染や高齢者施設での集団感染を許せば、医療崩壊を起こし重症者の拡大をもたらす重大な危険があります。

このパンフレットが検査拡大を求める市民運動の一助となることを願っています。

インタビュアーを代表して　赤旗編集局　中祖寅一

新型コロナ 感染急拡大の現状と対策

PCRの戦略的拡大いまこそ

感染伝播の抑制に大きな力

徳田 安春さん（群星《むりぶし》沖縄臨床研修センター長）

東京都内で新たな感染者が4日連続で200人を超えるなど、新型コロナウイルスの感染が全国で急拡大しています。感染の現状とその対策について、群星沖縄臨床研修センター長の徳田安春さんに聞きました。（中祖寅一）

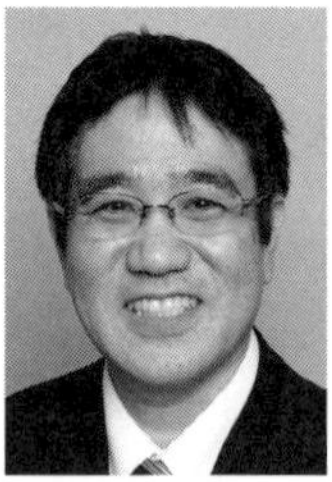

とくだ・やすはる　医師。琉球大学医学部卒。2005年にハーバード大学大学院で公衆衛生修士号取得。聖路加国際病院一般内科医長などを経て17年から群星沖縄臨床研修センター長。

――感染急拡大が進行し、全国的にも深刻な状況となっています。

「第2波」と言われますが、私は第1波の継続だと思います。緊急事態宣言と政府の自粛要請にこたえた国民の努力で一定の収束を見ました。そこで政府が緊急事態宣言を解除し、行動制限（自粛）を解除し、経済活動を再開しましたが、人の接触が増えれば感染が再拡大することは自明でした。

だから、行動制限からの出口戦略、安全な経済活動再開の条件をつくることが必要でした。収束から活動再開に向かう時期に、ＰＣＲ検査を戦略的に拡大し、感染実態の把握、特に無症状感染者の発見と保護・隔離を進めることをシステム化することが必要でした。

しかし政府はそれを怠り、単に制限を解除し、経済活動再開を進めたために感染の再拡大を許している。

しかも経済活動最優先にこだわり、感染が拡大しても、３、４月の時は「ステイホーム（家にいて）」と言ったのに、今回は「Ｇｏ　Ｔｏ　トラベル」と言って国民を混乱させています。

□　□

――東京・新宿の検査スポットの陽性率が７月に入って30％を超えています。検査数も増えましたが、陽性率が上がっています。

陽性率33％と聞きましたが、これはかなり高い。陽性者の数よりも陽性率の方が大事です。陽性率がここまで高くなるとその地域で市中感染が広がり、ウイルスがまん延しエピセンター（震源の真上）化する危険な状況です。エピセンターとは、クラス

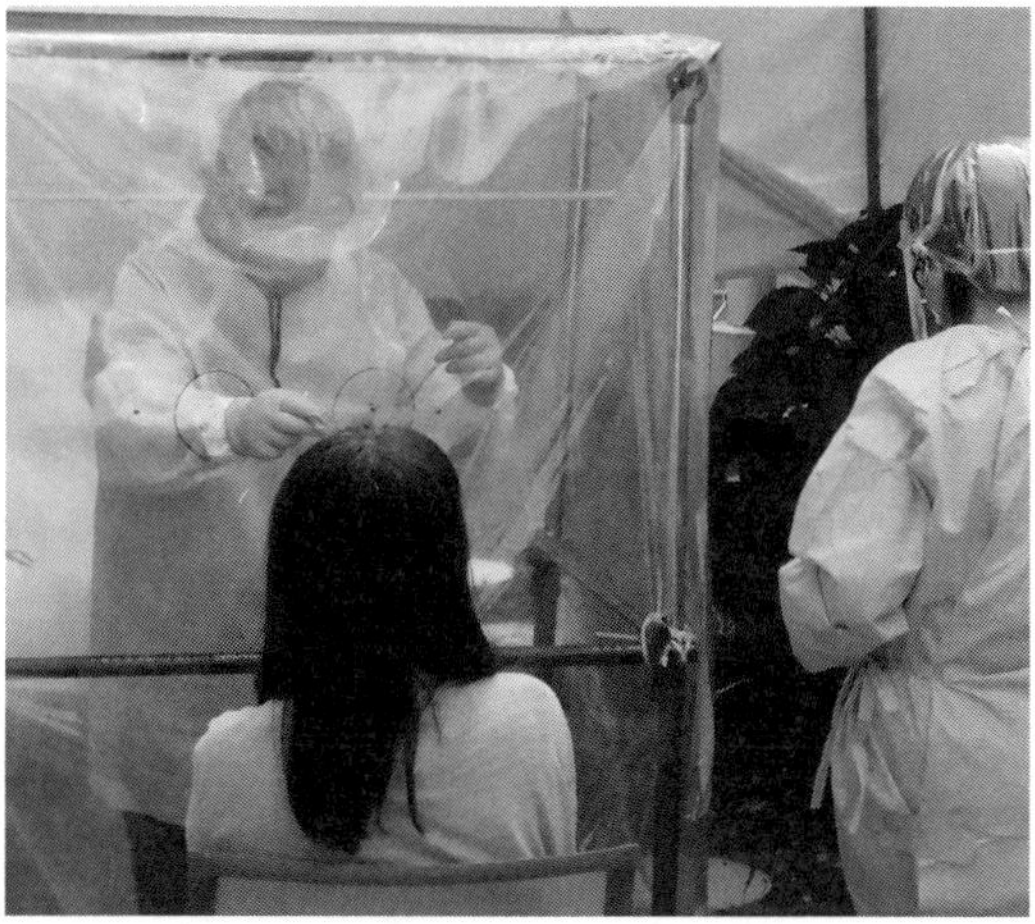

ＰＣＲ検査の検体を採取する医師＝大阪府東大阪市

ター（感染者集団）が出続けて止められない、大規模なクラスターが起こっている状況です。すべてのエピデミック（流行）、パンデミック（大流行）はローカル（地域）から始まります。今回は中国の武漢市の市場から始まりました。そういうエピセンター化したローカルエリアに徹底的に防疫介入すべきです。

ところが政府の動きは遅い。自治体任せ、医師会任せ、地域任せになっていて積極的な防疫を行っていない。

ウイルスは人の体の中に隠れており、防疫介入は、日中に地域を消毒するだけではだめです。地域の人びと全体の検査を徹底する必要があります。

東京・新宿では、特に感染拡大の震源になっている場所——歌舞伎町エリアにPCRをかける。昼の人口と夜の人口がいることを考慮し、検査の範囲を決める必要があります。住人だけでなく飲食業関係者、オフィスの会社員なども当然対象になる。職業リスクもあるので、接客業のホスト、ホステスなどは優先的に検査する。これは急ぐ必要があります。

——経済活動の再開へ向かう時期に必要とされた検査体制のシステム化とは。

一定の収束の中では、検査の希望者も減り検査需要は減りますが、その時、経済活動再開を目指すのであれば、無症状で感染を引き起こす人を発見し、保護隔離するシステムの構築が必要でした。

私たちはPCRの産業化を提言してきました。検査に必要な防護資材（ガウン、フェイスシールド、N95マスクなど）の生産・確保、陽性者の保護・隔離のための療養施設（ホテルなど）の確保・提供、療養者の保護・支援システム（モニタリング、送迎、メンタル支援）など、産業界とも協力して継続的な検査・保護のシステムを社会的に構築することです。ドライブスルーもシステム化すべきです。

これは補正予算のうち1兆円を使えばできます。アメリカは3兆円使っています。日本政府は、検査体制を拡充するという約束を果たしていません。本来6月は、このシステム化を進めるための1カ月でしたが、1カ月を無駄にしました。

いまは無症状感染者を保護するホテルも解約し、保護するスペースがない。むしろ6月に借り上げて数千室を確保するべきでした。

□　□

――PCR検査の積極拡大の主張に対し、「デメリット」を強調する主張もあります。その根拠として、そもそもPCR検査の感度は高くないと。

検査目的を、「感染力」を測定する防疫検査としてほしい。

そもそもPCR検査は、ごく微量のDNAサンプルから、酵素の働きで対象となるDNAを増幅させて分析するもので、少量のものを検出・感知するという点で感度は非常に高い。「感染力」を測定する防疫目的検査の場合、ウイルス特有のDNAを増幅させ、それが新型コロナウイルスであるかを判定するわけで、ごく少量でも検知可能という意味で非常に感度は高いのです。

――厚生労働省や政府対策本部の分科会（専門家会議）は、診断目的の検査として「感度は

70％程度」として、3割の偽陰性が生じると強調しています。

例えば肺や気管支の細胞、消化管や腎臓、鼻の神経の場合など身体の中の細胞のどこかにウイルスがいれば感染です。その時、唾液や咽頭液にウイルスがいなければ、ＰＣＲ検査をしても確かに感度は低く、ＰＣＲ陰性でも感染しているということはありえます。

感染から発症、症状の進行の過程で、唾液や咽頭などの上気道部にウイルスが大量に存在する時期と、そうではない時期に変化があります。発症から2週間以上経過すると、多くの患者ではＰＣＲ陰性になります。ですから、最終的に感染の有無を診断するには、単回のＰＣＲ検査の感度は7割程度といえます。

しかし、いま戦略的にＰＣＲ検査を拡大しようとするのは、感染者の感染力を確認し隔離するためで、しかも無症状者が問題です。

感染予防にとって大事なのは、Ａさんに感染しているウイルスがＢさんに感染伝播するかどうかです。Ａさんが無症状なら咳も痰も出ません。その時の感染力の有無は唾液や咽頭液にウイルスがいるかいないかが決定的です。発声（しぶき）など唾液等から感染が起こります。

無症状者の唾液にウイルスがいるかどうかの検査感度が問題で、そう考えるとＰＣＲ検査は１００％に近い高い感度を持つゴールドスタンダードです。

また、感染していない人を感染者と間違って判定する（偽陽性）確率も非常に低いのです。時間変化を考慮して頻回の検査も必要です。頻回の検査ができるようなら、抗原検査でもよいです。

私の知人のアメリカの先生や友人もこのような考え方でＰＣＲ検査の拡大を追求し、エピセンターだったニューヨークでも検査と隔離を徹底し、抑え込みに成功しつつあります。
ＰＣＲ検査の感度と特異度の議論はもう終わりにしましょう。今こそ、検査数を世界の国々なみに拡充させることが、経済と感染抑制の両方を達成するために必要なのです。

検査の感度・特異度　検査の性能を表す指標。感度とは、陽性の人を陽性と判定できる確率。特異度とは陰性の人を陰性と判定できる確率のことです。ＰＣＲ検査は、もともと分子生物学や医学、法医学の検査技術として非常に高い感度・精度を持ちます。新型コロナウイルスの臨床検査に用いられる場合は、検査対象となる人のウイルス排出量の時期的変化や個体差によって感度に変化が出ます。そのため検査を繰り返すことや、抗体検査、抗原検査と組み合わせることで判定を確実にする手法がとられます。

（「しんぶん赤旗」２０２０年7月25日付）

感染爆発抑える時

流行地域全体でＰＣＲ検査を

尾﨑　治夫さん（東京都医師会会長）

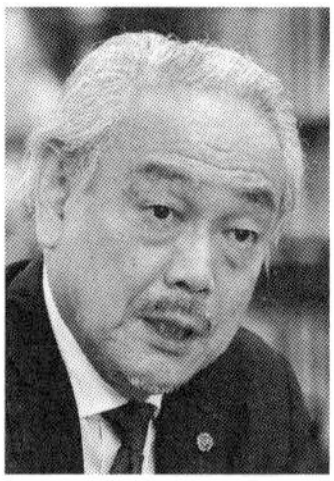

新型コロナウイルスの全国の新規感染者数が最多を更新（９６６人、7月23日）し、重症者も増えています。同日、東京都の新規感染者数は３６６人を記録し、過去最悪になりました。現状と対策について東京都医師会の尾﨑治夫会長に聞きました。

（矢守一英）

防止策示さない政府「Ｎｏｔ ｇｏ ｔｏ」こそ必要

新型コロナウイルスの感染が予想以上の速さで広がっています。

東京では新宿区を中心に周辺の区にも感染が拡大しています。新宿の検査スポットでは陽性率が3割を超え、市中感染がかなり広がっていることを示しています。

感染爆発を抑え込めるかどうか、今が踏ん張りどころです。対策を都道府県に任せるのでなく国が統一的な考えを示すべきです。集団感染が起きている地域全体で積極的にPCR検査を行い、補償と一体の休業要請に踏み切ることが必要です。

感染拡大が続くアメリカでも、PCR検査をどこでも何回でも受けられる体制を敷いたニューヨーク州では、感染者が減っています。こうした取り組みを参考にすべきです。

東京では休業要請が完全に解除された6月19日以降、若い人を中心に夜の繁華街の人出が増え、感染が拡大しました。最近では、仲間との飲み会や職場などでの感染が広がり、感染経路不明のケースも増えています。特定の店だけでなく、市中感染が広がっていることは明らかです。

感染防止のためには感染者の追跡調査をしっかり行うことが大切です。住民に対して、どこで集団感染が起こったかなどの情報を適切に知らせることが求められます。

足立区では集団感染が起きた店名を公表しています。しかし、国や都としての基準がなく、区市町村の対応はバラバラです。感染防止のための統一したルール・指針は全国の大都市にもかかわる問題です。これは国がリードしてつくってほしいと思います。

都医師会として警鐘を鳴らしてきましたが、国も都も感染防止の有効な対策を取ってこなかったことが、再び感染を広げている要因であることは明らかです。とくに国は感染防止の戦略を何も示していません。

入院患者が急増、病床確保も困難

政府は「東京の医療体制は逼迫《ひっぱく》していない」といいます。しかし、東京都はようやく2400床の新型コロナ病床を確保したところです。入院患者数は2週間で倍増し、1000人を超えました。現状からみると、2、3週間後には病床の余裕がなくなる恐れがあります。都医師会としても病床の確保を東京中の病院に呼びかけてきました。さらに病床を増やすことは容易ではありません。重症患者も継続的に増えています。

再び感染が急拡大しているもとで、病院の利益率は5月時点で10％超の落ち込み、新型コロナ患者を受け入れている病院は20％を超える大幅な落ち込みとなりました。東京の病院はさらに深刻です。何より、医療現場は疲れ切っています。

中等症・重症患者の増加に備えるために、都医師会では新型コロナ感染症専門病院の設置を提案しています。その役割は、民間病院ではなく都立・公社病院が担うべきです。

国もこの機会に感染症に対する医療体制の構築を真剣に検討してほしいと思います。

観光を支援する政府の「Ｇｏ　Ｔｏ　トラベル」が見切り発車しました。感染拡大が続いている時に、政府が音頭をとって感染をいっそう増やしかねない政策を進めるのはおかしい。「東京除外」など混乱も起きています。政府は経済を回すことだけしか考えていないように見えます。

もちろん、観光そのものは否定しません。しかし私は、全国的に感染が広がるなかでは、むしろ「Ｎｏｔ　ｇｏ　ｔｏキャンペーン」が重要だと呼びかけています。感染が疑われる接待を伴う飲食店などには当面、行かないでほしい。飛沫《ひまつ》が飛び散る多人数の会食を控えるなど、行動の自制こそが必要ではないでしょうか。

延期された東京オリンピック・パラリンピックを来年、従来通りのかたちで開催することは無理だと思います。選手のためにも、今年の冬前にワクチンの見通しが立たなければ、オリンピックの中止を真剣に考えた方がいいのではないか。仮にワクチンが開発されたとしても、その抗体がいつまで有効なのかも分かりません。

２週間で倍増している東京都の新型コロナ入院患者数
（折れ線は新規感染者数）

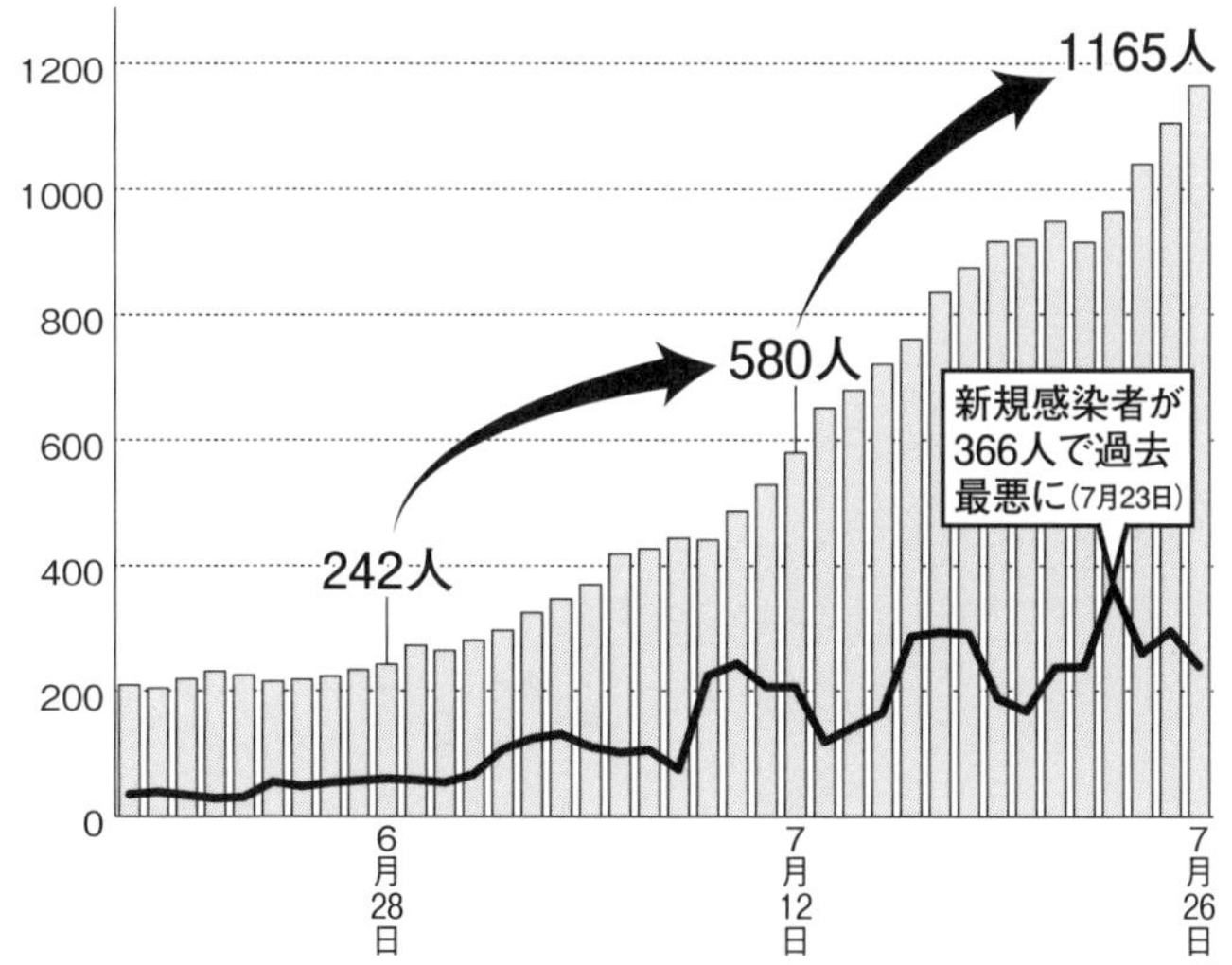

経済優先しては医療は育たない

コロナ禍は、すべてを市場原理、競争原理に任せる新自由主義的な政策の問題点をあぶりだしました。新自由主義は医療分野でも、医療従事者の削減、診療報酬の引き下げ、病床は必要最小限に、というようなかたちで表れました。

社会を土台から支える医療や教育は、誰

もが平等に受けられるようにしなければなりません。しかし現実は、貧困と格差の拡大のなかで、お金がなければ医療も教育も十分に受けられない状況があります。

私は、医療は「人で成り立つ」ものだと考えています。経済効率優先では医療を担う人を育てることができません。やはり新自由主義ではダメです。

医療は財政面も含めて国がしっかり支えるべきです。自民党内でもそう考えている人たちがいます。そういう人たちが党派を超えて協力し、医療と社会を本来あるべき姿に戻してほしい。

（「しんぶん赤旗」日曜版２０２０年８月２日号）

コロナ重大局面

必要なのは感染震源地での集中的ＰＣＲ検査

尾崎　治夫さん（東京都医師会会長）

全国の新型コロナウイルスの新たな感染者は5日連続で1千人を超え、東京都も8月1日、472人と最多を更新しました。「感染震源地（エピセンター）は東京だけでなく、愛知、大阪、福岡などにも広がっている」（7月30日、記者会見）と指摘している東京都医師会の尾崎治夫会長に、感染拡大防止にいま何が必要かを聞きました。

（矢守一英）

感染震源地とは、感染力が強い無症状の感染者が集まり、そこが震源地となってほかの地域にもクラスター（感染者集団）を拡大させるような特定の地域のことです。東京では新宿・歌舞伎町などの繁華街です。これが今や愛知、大阪、福岡などの大都市の夜の街にも飛び火している。このままでは日本中、手が付けられない状態になってしまいます。

感染を収束させるためには、感染震源地の対策が不可欠です。

国会を開いてすぐに検討を

私たちの提案は、感染震源地で補償を伴う休業要請を行い、２週間程度休んでもらう。同時に、その地域で大学や民間研究機関の検査能力も結集して集中的にＰＣＲ検査を実施し、無症状者を含む感染者を発見して隔離・保護するという対策を行うことです。

コロナに夏休みはありません。自治体任せにせず、ぜひ国会を開いて議論していただきたいと思います。

都内１４００カ所でＰＣＲ検査実施めざす

感染拡大を抑えるためには、三つのポイントがあります。①無症状者を含めて感染者をできるだけ拾い上げて隔離していくこと②感染震源地（エピセンター）に対する徹底した対策③感染震源地から周囲への感染拡散を防ぐこと――です。

対策にかかる費用は、国が責任をもって負担すべきです。10兆円の予備費もあります。

無症状者を含めて感染者を積極的に隔離していくために、東京都医師会として１４００カ所の医療機関・診療所でＰＣＲ検査を実施できるように進めていきたい。人口１万人に１カ所の目安で、都内の小学校数（約１３００）と同じぐらいの数です。

唾液から検査可

これまでのように鼻やのどの奥から検体を採取する方法だけでなく、唾液を使った検査もできるようにしていきます。

検査の際には、新型コロナと一般の患者の診療時間をずらすとか、互いに接触しないようにするルートを確保するなどの措置が必要になります。これは工夫次第であまり費用を増やさずにできると思います。

新型コロナウイルスには、ほかの感染症と比べて対応が難しい特徴があります。たとえばインフルエンザに感染すれば、すぐに症状が表れます。症状のないインフルエンザはありません。

無症状でも強い感染力

ところが新型コロナの場合は、感染力が一番強いのは発症の直前だという報告があります。なおかつ、感染しても、熱もせきもほとんど出ない無症状の人が少なくありません。

無症状の人の中には二つのグループがあって、一つは、ほかの人への感染力がない人たちのグループ。もう一つはほかの人に感染させてしまう人たちのグループです。

後者のグループの人たちは症状がないから普通に仕事をし、活動して、そこで人にうつしてしまいます。もちろん本人には、ほかの人に感染させているという自覚はありません。こういう人は特に20代、30代の若い人に多くなっています。

そうした無症状の感染者が接待を伴う飲食店などで働き、ほかの店にも行って飲食したりすることで感染を広げるケースが増えています。その結果、一帯が感染震源地になっていくのです。

東京では歌舞伎町など、感染震源地で十分な対応ができていないことが、感染拡大の原因になっています。

こうした感染震源地で、補償付きの休業要請をして2週間ぐらい休業していただければ、そこでの感染は収まるはずです。その間に、ＰＣＲ検査をいっせいにやって無症状の感染者を含む感染者を把握して隔離・保護することを提案しています。

これによって、感染震源地をなくし、周囲への感染拡散を防ぐことができると思います。

しかしそのためには、今の検査能力では足りません。感染震源地の在勤者と住民を対象に、仮に1万数千人を2週間で検査するとすれば、検査数は1日1千件になります。東京都には1日約5千件の検査能力がありますが、そのうちの1千件を（震源地対策だけに）使うわけにはいきません。ですから大学や研究機関などの研究用のＰＣＲ検査を使えるようにする必要があります。

国が方針示して

感染震源地の問題は東京だけではなく、愛知、大阪、福岡などにも広がっています。国としてしっかりとした方針を持つべきです。

記者会見でも国会議員の皆さんに訴えました。直ちに国会を開いて対策を議論し、必要な法改正を検討してほしい。国ができること、しなければならないことを国民に示して国民を安心させてほしい。これは政治が果たすべき役割です。

今は新型コロナ感染の重大局面にあり、国難ともいえる時期です。今が感染拡大防止にとって最後のチャンスともいえます。感染拡大を抑える仕組みをきちんとつくることが、より早い経済再生にもつながると思います。

この問題では与党も野党もありません。医療界も懸命に頑張っています。日本の問題として一緒に立ち向かってほしい。

（「しんぶん赤旗」日曜版２０２０年８月９・16日合併号）

新型コロナ感染拡大

小火が山火事になる前に

渋谷 健司さん

（キングス・カレッジ・ロンドン教授〔公衆衛生学〕）

日本における新型コロナウイルス感染拡大の現状とPCR検査拡大の意義について、キングス・カレッジ・ロンドン教授の渋谷健司さんに聞きました。東京・ロンドンでオンラインでインタビューしました。（中祖寅一）

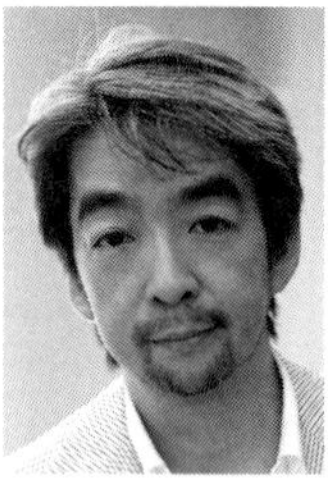

しぶや・けんじ　1966年東京生まれ。東京大学医学部卒。米ハーバード大学公衆衛生学博士号取得。WHO（世界保健機関）コーディネーター、東京大学大学院教授（国際保健政策学）などを歴任。2019年から現職。

――大都市でも全国でも新規感染者の最多更新が続きます。政府は「重症者が少なく医療はひっ迫していない」などとしていますが、現状をどのように見ていますか。

緊急事態宣言を解除してからの感染の再燃は予想されたことです。その中で、最初に感染が拡大するのは活動力の高い若い世代であり、そのため最初は軽症、無症状の感染者が増えると予想されました。

また現在は、クラスター対策で重症者の選別でPCR検査を絞っていた時期に比べ、軽症者やクラスター（感染者集団）の周りにいる無症状の濃厚接触者に検査適用を拡大しているので、毎日の感染の増減で一喜一憂するのは得策とは言えません。

しかし、「若者はどうせ重症化しないからいい」という議論には問題があります。最近の知見では重症化することもあり、軽症でも中長期の影響、後遺症が残るという報告が出ています。病院、介護・高齢者施設に感染はすでに広がってきています。若い人に広がった感染が、いつ何時、高齢者に広がるかわからず一番怖かったことが起こり始めている。

□　□

――感染経路を追えない感染者も増えていますね。

市中感染が広がっていることを示しています。

これまでは症状が重い人を検査していたので、重症例が報告されるまでのタイムラグ（時間差）は1、2週間でした。今は軽症、無症状の人が報告され、その後重症例が出てくるまでは3、4週間とタイミングが少し伸びています。

軽症・無症状の人が増えればそれだけ高齢者、病院、介護施設に広がっていく。

ですから重症者が出て対応していた3～4月の状況に比べて、数の上では今は重症者が少ないかもしれませんが、重症者が増えていくのは時間の問題だと思います。

もう一つは、検査数が増えれば見つかる感染者が増えますが、陽性率が上がっていますので、検査が感染者の増加に追いついていません。検査数が頭打ちになる中で、これから数が伸びないと言っても、本当に伸びていないのか、検査が頭打ちになって感染者数も増えないのか。私は後者の方が心配です。

感染拡大はできるだけ早く抑え込むのが原則で、重症者が増えてから対応するのでは、感染爆発が起きた2月、3月のイタリアや欧州のようになるのが一番怖い。山火事に例えると、小火がいつの間にかいたるところで起こり、一気に山全体が火事になることを恐れます。

無症状感染者の発見・保護の推進を
——政府は5月に行動制限を解除し「日本モデルが成功した」と安心感を漂わせ、ＰＣＲ検査・隔離を広げなくてもよかったという雰囲気を広げました。

しかしそれは逆でした。数が下がってきたときにこそ、次に備えて、早期に再燃の芽を摘むための検査と保護のシステムをつくり、医療体制の整備を進めるべきでした。政府はこれを怠った。改めて確認したいのは、感染制御対策のカギは、ＰＣＲ検査の拡大による無症状感染者の発見と保護だということです。

初期の頃、無症状感染者は日本だけでなく海外でも重視されていませんでした。特に日本の場合、中心に置かれたクラスター対策では「無症状の人は感染を広げない」とされていました。

しかし、実際は、40％以上の感染は無症状感染者から起こるとわかってきた。早くは1月末の国際論文やダイヤモンド・プリンセスの事例から無症状者からの感染例が報告され、私もただならぬ疾患だと思っていました。今では、ウイルス排出量は、症状の出る直前がピークと分かっています。

しかも無症状者は症状も感染の自覚もないので、クラスター対策＝集団感染の経路追跡には乗ってこない。そもそも、無症状感染者が多いことは、クラスター対策が有効に機能しない面があるということです。

ＰＣＲ検査で無症状感染者の発見、保護をどうやって進めるかが課題になります。

――ただ渋谷さんも、やみくもに国民全員に対し検査しろとは言っていませんね。

もちろん、コストの問題やキャパシティー（能力）の問題がありますし、誰が費用を負担するのかという課題があります。まずは必要性があるところにきちんと検査ができるようにすることです。今はそれさえもできていません。

医師の判断で、公費で検査をできるようにするのは当たり前だし、医療機関や介護施設、学校など人が接触するところやサービス産業の一部。そういうところは患者、入所者、従業員などに2週間に1回の検査をやる。特に社会的弱者には支援が必要です。

このウイルスは若い人の致死率が低くても、病院や介護施設に入ったら恐るべき殺人ウイルスになります。政府の分科会は、介護施設などで「感染が1例でも出た場合」などとしていますがケースが出てからでは遅い。

初期には、「ＰＣＲ検査を拡大したら陽性者が殺到し医療崩壊が起こる」と専門家会議は言って検査を絞りました。しかし事態は逆で、無症状感染者から院内感染が起き、スタッフも感染して病院を閉鎖した。救急外来がストップし、たらい回しが起こった。その教訓を生かすべきです。

ＰＣＲは高精度、早急に検査網広げ

――ＰＣＲ検査の拡大に対しては、日本の医療界の一部や厚生労働省から「抑制論」が流布されています。

感染していない人を正しく陰性と判断できる確率を特異度と言い、感染者を陽性と判定できる確率を感度と言います。厚労省などはＰＣＲ検査の特異度は90％とか99％と言い、感度は70％と言って、多くの検査をやればたくさんの間違いが起こると言っています。

ここには二つの誤りがある。一つは、ＰＣＲが普通の検査とは違う高い精度を持つことを無視した議論だということです。ＰＣＲは、微量の遺伝子を増殖させて見るもので基本的に特異度１００％と言ってよく、１％の偽陽性（誤って陽性と診断）というのはありえない。

この間、日本医師会の有識者会議のタスクフォース（特別チーム）の提言のまとめにも参加し議論してきましたが、99・99％以上のほぼ１００％に近い特異度と確認されています。検体が人為的ミスで汚染されることはありますが、精度管理で防げます。

もう一つは検査の目的です。今のＰＣＲ検査の目的は臨床診断ではなく、無症状感染者も含め感染を制御し、社会経済活動を維持しようというものです。ここが抜けている。

この点でいまだに医療関係者は混乱しています。要は、臨床診断上の「陰性者」に対して鼻腔・咽頭ぬぐい液や唾液等の検体にウイルスが認められた場合「偽陽性」、臨床診断上の「陽性

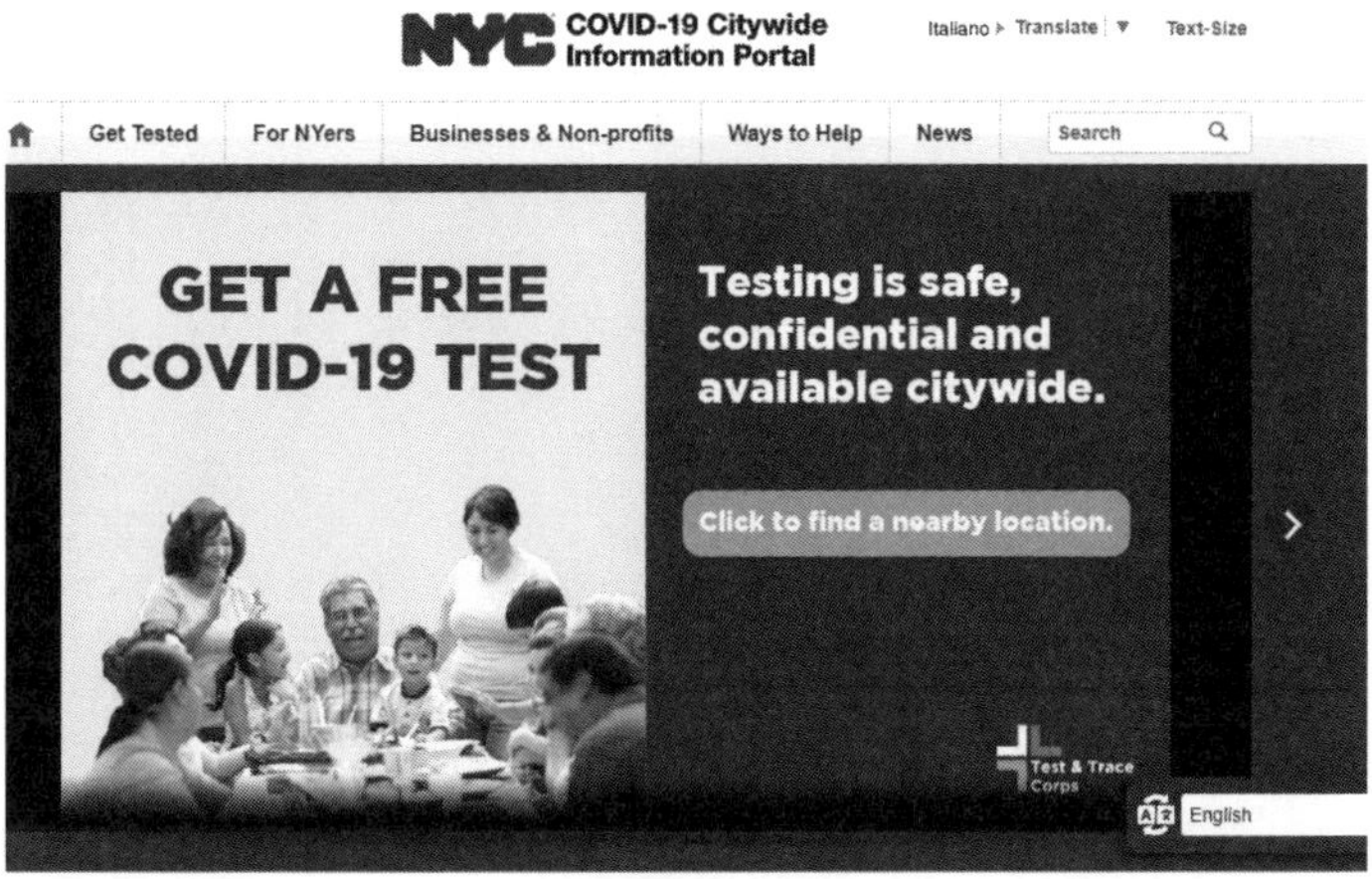

市民に新型コロナウイルス検査を勧めるニューヨーク市の公式ウェブサイト。同サイト によれば、市内に150カ所を超える検査所があり、症状の有無にかかわらず無料で検査 が受けられ、医療保険も不要。英語のほか、中国語やアラビア語など複数の言語で案内

者」で検体にウイルスが検出されなければ「偽陰性」としています。

しかし、臨床診断目的の「偽陽性・偽陰性」の考え方は、ウイルスの存在が検出されれば感染の可能性があり、検出されなければ無いという感染制御の目的に当てはまりません。

そもそも、ウイルス検出の「科学的な精度・正確性・検出限界」の判断のためのゴールドスタンダード＝最も確かとされる判定基準は、現在の技術ではＰＣＲ検査です。

しかし、そのことと「診断としての臨床的な感度と特異度」とは全く意味が異なります。これが他の検査とＰＣＲ検査の異なるところです。

鼻腔・咽頭ぬぐい液や唾液等の検体にウイルスがいれば、きちんと判定するという点で、感度もほぼ１００％と言っても良いでしょう。検体の採取方法や採取のタイミングでウイルスを検出できない場合もあるので、検査を繰り返しやることで、さらに

精度は上がります。

――検体採取がうまくいかずウイルスがとれずに陰性になることはありますが、これは検査性能そのものではないですね。

体の中にウイルスがいても唾液に出ないことはある。しかしそれは偽陰性という観点とは違います。基本的に、感染制御目的でのＰＣＲ検査に「臨床的感度、特異度」の議論を持ち込むことは意味がないのです。

臨床医は、検査だけで診断はしません。臨床診断の目的で、症状がある人や感染疑いの高い人に検体検査やＣＴ検査等をして診断精度を高めることは正しいことです。

しかし、感染制御の目的でＰＣＲ検査を用いること、ＰＣＲ検査がウイルスの検出・秤量《ひょうりょう》であるという本質的なことが理解されていなかったために、誤った議論が広がってしまったのです。臨床的に70％の感度だからＰＣＲはだめだ、感度が低いという議論はやめるべきです。

検査抑制の議論は日本独特のもので私もびっくりしています。もちろん完璧な検査はありません。しかし、安全な社会経済活動のために感染者を見つけ保護するのは国際的には当然のことなのに、医療界と厚労省自らが世論を真っ二つにするような間違った議論を続けています。

こうした時こそ、きちんとした科学的な議論に基づき、超党派で国家危機に対峙することが必要です。

□　□

どのパンデミックもそうですが、この疾患への対応はできるだけ早く止める。火種を抑える。その時間とスピードの勝負――それがすべてといって過言でありません。できるだけ早く網を広げてモニターするシステムが大事です。

最も重要なことは、どこでだれが感染しているか、どう広がっているかを把握することで、経済的被害を最小にしながら、きめ細やかな対応が可能になります。そうでない場合、対応は場当たり的になり後手に回ります。

ニューヨークは経済活動の再開をしても、感染の抑え込みに成功しています。初期に対応が1カ月以上遅れ感染爆発を起こしてしまったが、ロックダウン（都市封鎖）で収束し始めたとき、PCR検査能力を大幅に増やし、無料でできるだけ多くの人に検査をしたことが大きかったのです。

経済活動を再開するために各国は、その大前提として感染制御によって両立をはかる戦略をとっています。感染制御があって初めて経済活動ができます。その社会インフラがPCR検査であり、追跡であり保護・隔離なのです。

（「しんぶん赤旗」2020年8月8日付）

ＰＣＲ検査 精度管理が重要

社会活動保証の有効なツール

宮地 勇人さん
（東海大教授、日本医師会有識者会議ＰＣＲ班責任者）

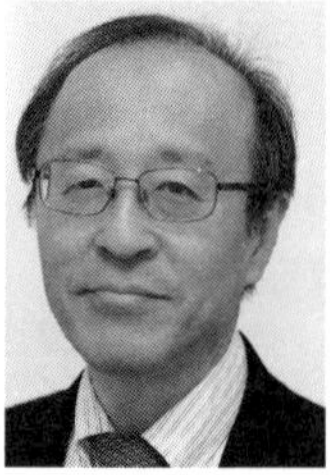

みやち・はやと　慶応義塾大学医学部卒業。医学博士。現在、東海大学医学部臨床検査学教授。同大学付属病院院内感染対策室長、同臨床検査科長。アジア臨床病理・検査医学会理事長。日本医師会COVID−19有識者会議・タスクフォースPCR班責任者。

日本医師会のＣＯＶＩＤ−19有識者会議・タスクフォースでは、ＰＣＲ検査等の拡大に関する「緊急提言」を出しました。同タスクフォースＰＣＲ班責任者の宮地勇人東海大学医学部教授（臨床検査学）に、新型コロナウイルスの感染制御をめぐるＰＣＲ検査の意義と精度管理の重要性について聞きました。（中祖寅一）

――有識者会議の8月5日の緊急提言で「本感染症は無症状例が多く、隠れた地域内流行が存在する」「感染症対策だけでなく、経済を回す上からも、感染管理の必要な人たちが検査を受ける必要がある」とされました。有識者会議では、なぜこのような提言を出したのでしょうか。

発見と隔離で

ＷＨＯ含めたくさんの論文が出ていますが、症状発症前の無症状者から４割の感染が起きています。全経過を通じてはっきりとした症状のない人からも感染は起きています。

無症状感染者からの感染拡大を放置したままでは、いろいろやっても感染制御は成功しません。ロックダウンは短期的には成功しますが、ダメージが大きく繰り返しは無理です。

試行錯誤しながらも抑え込みに成功した国はどこでも、ＰＣＲ検査で無症状感染者の発見と隔離を進めています。感染制御と社会経済活動の両立のためにＰＣＲ検査の拡大へ進むべきです。

――多くの市民や医療、介護、福祉関係者からＰＣＲ検査の積極拡大を求める声が広がっています。一方で、検査をたくさんやると、感染していない人を陽性（偽陽性）と判断する例が増えて医療崩壊が起きるという疑問も出されます。

例えば１００万人を検査すると、１万人の「偽陽性患者」が出て、医療機関や療養施設がパンクするという「計算」や「表」をテレビで見せられると、みんな「納得」してしまうのですね。

測定者が是正

確かに検査を行う立場からも「偽陽性」は大きな問題です。しかし、実際にテレビで言われるようなことは起きていません。それはＰＣＲ検査器の判定について、人間（測定者）が誤りを是正する活動があるからです。精度管理といっています。

PCR検査は、検出の対象とするウイルスのDNAもしくはRNAを、10万〜100万倍に増幅して検出する技術で、その検査能力は非常に高いものです。

同時に、検査の対象を増幅することから、検体に汚染があると、それが非常に微量の汚染でもあたかも陽性のように見えてしまうことがあるのです。汚染は、他人の検体の一部が混入することや、検査室や測定器具・試薬が増幅した産物で汚染されることから起こりえます。

そこでPCR検査室は①測定前の検体取り扱い等のプロセス②検査プロセス③検査後プロセスの三つのプロセスに責任を持ち、検査精度を高く保つための活動を義務づけられています。

仮に測定器がプラス（陽性）と出ても、それが本当の陽性かどうかを人が確認します。標的としたDNAの増殖曲線のかたちなど、さまざまな情報で判断するのですが、必要があれば再度検査するなり、標的とする検査対象の遺伝子を変えて再確認する作業をして結果を報告します。これはPCRに限ったことではなくさまざまな検査で行われています。

精度管理をしっかりやることで、99・99％以上にまで特異度を高めることができます。ここまで高めれば、感染の可能性が高い場合と低い場合で違いはなく、偽陽性はほとんど出ません。だからこそ、PCR検査は献血に基づく輸血製剤の安全性チェック、すなわちHIVウイルスやB型・C型肝炎ウイルスのスクリーニングにも使われているのです。

検査抑制論を主張する感染症の専門家の中には検査の専門家が少なく、こうした検査の本質が知られていないようです。

感度90％以上

――「感度」が7割で、100人の感染者を検査すると30人は陰性（偽陰性）になるともいわれますが？

臨床判断での感度とは、一般的には症状が出て肺炎症状で病院に来た人で7割の的中率ということです。しかし肺炎の段階では、ウイルスは肺にいても喉や鼻などの上気道部にはもういない。ですから肺炎症状が出た人で唾液や鼻の粘液を検査しても感度が7割程度に落ちるのは当然です。逆に痰《たん》で検査すれば9割ぐらいに上がります。

――ということは診断の目的ではなく、その人が感染させる可能性の有無を調べるために、喉や鼻にウイルスがいるかどうかは確実に判定できるということですか？

そうです。検体採取のやり方さえよければ非常に高い確率で判定できます。

鼻や喉にウイルスを持っている人が発声や歌などで他人に感染させます。いま広げる必要があるのは無症状の人の鼻や喉にウイルスがいるかどうかの検査であり、その検査は90％以上の高い感度です。検査の的中率、感度はどのような時期のどの検体をみるかで考えていくべきです。

空港検疫ではそれが実践されているのではないでしょうか。いま空港では、帰国者を含め無症状で入国する人の唾液や鼻咽頭液をＰＣＲ検査でスクリーニングしています。これまでの実績では、1000人検査して約5人の割合（0・5％）で感染を見つけています。確率は低いが無症状者に検査をやっている。それで4、5月の欧米型ウイルスの流入を防いだ。

院内感染防ぐ

この経験を踏まえて病院を一つの国に例えると、免疫力の低下した人の国に、外から人が入ってくるときにＰＣＲでスクリーニングをかけていこうと私たちは提案しています。それで偽陰性や偽陽性が出て医療や行政の負担を増やすことになるのでしょうか。

全く逆で、入院する人や医師、看護師などの関係者へのＰＣＲをやらないで院内感染を広げ、医療崩壊に近い状況を引き起こしたのが4月でした。

ＰＣＲをしっかり広げておくことで、院内感染を防ぎ、医療不信を防ぐこともできる。いわゆる「夜の街」でも陽性の方には「仕事をしないでください」と言えば、その人を介して広がることを防げます。

――ＰＣＲ検査の「陰性証明」は保証にならないという人もいます。

もちろん絶対ではありません。症状が出る前の可能性もありますから、曝露歴のある人などはくり返しの検査も必要です。また、陰性だからといって危ないところに出かけ騒いでいれば陰性証明は一日で終わりです。

行動制限との組み合わせが重要です。リスクの高いところには行かない、マスク、手指消毒、ソーシャルディスタンスの確保を徹底すれば、陰性証明はそれなりに意味があり無駄ではありません。ＰＣＲは社会活動の保証のための有効なツールとなります。

（「しんぶん赤旗」２０２０年8月20日付）

リスク高い場所 集中検査を

谷口 清州《さん》

（国立病院機構三重病院臨床研究部長）

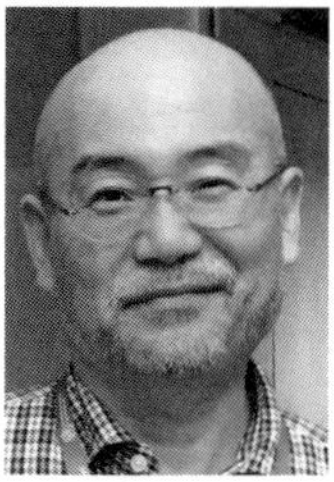

たにぐち・きよす　三重大学医学部卒。医学博士。国立感染症研究所感染症情報センター感染症対策計画室長、世界保健機関（WHO）本部・感染症対策部メディカルオフィサーなどを歴任。現在、国立病院機構三重病院臨床研究部長、内閣官房・新型コロナウイルス感染症諮問委員会委員。

無症状感染者の発見保護のためにＰＣＲ検査の積極拡大が求められます。ＰＣＲ検査の意義とその「限界」を主張する議論について、国立病院機構三重病院・臨床研究部長の谷口清州さんに聞きました。（中祖寅一）

――市中感染が広がり、無症状感染者の発見が重要となっています。

そうですね。太古から感染症対策は原理的に①感染源をなくす②感染経路を遮断する③宿主の免疫をつけるの三つしかありません。

バランスが重要

宿主免疫とはワクチン開発。感染経路対策とは、人と人との接触を避け、マスク、手洗い、３密回避などですが、究極はロックダウン（都市封鎖）です。ロックダウンは経済的ダメージが大きすぎ、結局、バランスの取れた経路対策と効率的な感染源対策がカギです。

感染源対策でまず重要なのが、症状のある人を確実に診断・隔離し接触者管理に結びつけることです。その次が、無症状で感染源になっている人の発見です。その中でも、医療従事者や長期療養高齢者施設のスタッフなどウイルスへの曝露機会の多い人、つまり人との接触の機会が多く、感染伝播《でんぱ》リスクの高い人には、無症状であってもリスク状況に応じて検査を考慮する。

崩れる政府方針

また感染者が非常にたくさん出てリスクが高い地域・業種・施設にターゲットを絞って、集中的にＰＣＲ検査をすることが重要になっています。

これまでの「クラスター（感染者集団）だけをきちんと対策していけばよい」という政府方針は崩れつつあります。従来の対策から漏れ出てきた感染源からクラスターが発生しています。

――ＰＣＲ検査の積極拡大に対しては、ＰＣＲ検査は感染者を見逃す（偽陰性）割合が高く、感染していない人を陽性（偽陽性）とする確率も無視できないとして、抑制すべきだという議論も根強いですね。

これは不思議な話です。厚労省は感度70％・特異度99％という数字を流していますが、実は、その根拠となっているのは有症状者からのデータで、無症状者におけるデータは世界中にないのです。

有症状者に関するデータも、「感度」についても一般的に言われているのは、鼻咽頭ぬぐい液や喀痰《かくたん》や肺胞洗浄液のＰＣＲ検査、あるいはＣＴスキャンの画像および症状を総合的に判断し、最終的にＣＯＶＩＤ－19と判断された人を「分母」にし、「分子」には、そのうち初診時のぬぐい液の検査で陽性になる人を置いたときの割合だということです。

検査体制の強化早く

――「感度7割」といわれると「100人の感染者のうち30人見逃す」と錯覚します。しかし分母がＰＣＲ検査の最終結果で分子が初回検査の結果なら「初回検査の陽性率」ということですね。

われわれ医師は、「陰性」であっても曝露歴や接触歴、あるいは症状から疑えば、結果が陰性であってもそれをうのみにすることはありません。こういう場合には「強く疑う」とはっきり告げ、疑い例として対応を取りつつ、きちんと経過を追い、必要な際には再度、あるいは検体を変えてもう一度検査します。

ウイルス5個で

そもそもＰＣＲ検査では、最小検出感度、つまりどのぐらい微量まで検出できるかという検査性能は5コピーです。コピーというのはウイルス1個がもつ遺伝子セットの単位で、5コピーといえばウイルス5個で、それだけあればＰＣＲ陽性になります。

症状のある人は数十万から数百万のウイルスがいますし、無症状者で感染力を持つには少なくとも数千コピーが必要です。

5コピーから検出可能なのですから、感染性の有無を調べようとして数千以上のウイルスの存在を確認するには、ＰＣＲ検査の性能は極めて高いということになります。

そして、鼻の奥をごしごしやって、それでも5コピーで反応する検査でウイルスが検出されないときは、その時点で鼻咽頭にはウイルスはいないとみて問題はない。鼻咽頭にいるウイルスが発声や歌などでしぶきとなって感染が起きるのです。感染制御の目的で、喉や鼻にウイルスがいるかどうかを調べるためのＰＣＲ検査は極めて合理的です。

ただ、検体採取がうまくなくウイルスが採れないことも、まれですがありえます。そのためにも検体の採取方法や時期は重要ですし、われわれはそれらを含めて総合的に判断します。

感染していないのに陽性と出る「偽陽性」については、陽性検体が他人の検体に混入・汚染することで起こりえます。これは正確な検体検査操作で予防できますし、検出の対象とするＤＮＡ断片の増幅の過程を経時的に見ていくリアルタイムＰＣＲ検査では、（非特異的な増幅偽陽性の場合）増殖曲線に異常が現れるので「これはおかしい」ということになり再検査などで修正します。こうした精度管理をしっかりやるのです。

日本だけが議論

臨床検査や診断は、生きた人間を診るもので数学や数式とは違います。過去、クルーズシップの大勢の乗船客に検査を行いましたし、現在検疫所でも、医療機関でも高齢者施設でも無症状者にＰＣＲ検査を積極的に行っていますが、明確な対象を絞っている限り、これまでに検査の性能の問題が指摘されたことはないと思います。

世界の中で、ＰＣＲ検査をやり過ぎると問題になると議論しているのは日本だけです。このような議論はもうやめにして、早急に検査体制の強化を図ってほしいと思います。

（「しんぶん赤旗」２０２０年8月26日付）

ＰＣＲが最も正確
検査しないから患者増える

柳原《やなぎはら》 克紀《かつのり》さん
（日本臨床検査医学会の新型コロナに関する委員会委員長
長崎大学病院検査部長・長崎大学教授（病態解析・診断学））

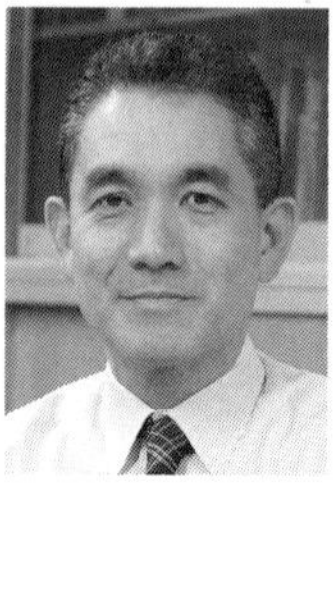

新型コロナウイルスの感染拡大を抑えるカギはＰＣＲ等検査の抜本的拡充です。日本臨床検査医学会が2月に立ち上げた「新型コロナウイルスに関するアドホック（暫定的）委員会」の委員長を務める柳原克紀・長崎大学教授（長崎大学病院検査部長）に、なぜＰＣＲ検査の抜本的拡充が必要なのかを聞きました。（宇野龍彦）

長崎県でも検査拡充へ
国の支援で他地域でも

私は一貫してＰＣＲ検査を増やすべきだと主張してきました。

当初と比べると日本のＰＣＲ検査件数は増えています（**グラフ**）。しかし諸外国と比べると、まだまだ遅れています。

日本の少なさ

日本の検査件数は最大で1日3万件余、1週間で18万件ですが、ドイツは1週間で約88万件（ドイツの発表は週単位）。人口1千人当たりの検査件数はドイツが121・7件で日本は12・8件。日本は1桁少なく、いまの10倍程度、1日約30万件の検査が必要だろうと思います。経済を回していくためにも、PCR検査は抜本的に増やすべきです。

PCR検査件数の推移
（厚生労働省資料から作成、民間検査会社などを含む）

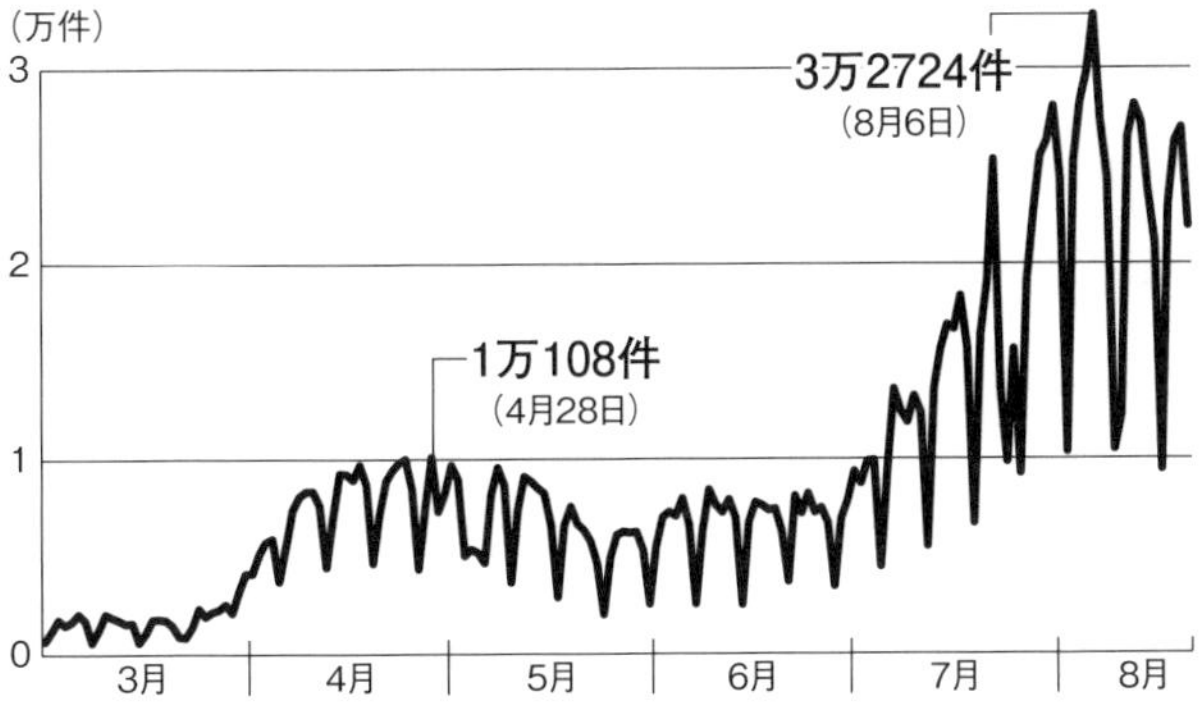

検査を抜本的に拡充しなければ、クラスター（感染者集団）が発生して多くの濃厚接触者が出たときに、検査が間に合わなくなります。そうなると、濃厚接触者の中の感染者が検査で陽性と分かるまでの間に、保護・隔離されることなく感染を広げる事態を抑えられません。

「この人には検査が必要」というときに検査ができる体制をつくっておく必要があります。ここが一番大事なポイントです。

「検査をすると患者が増えて困る」という人がいますが、まったく違います。検査をするから患者が増えるのではなく、検査をしないから感染が広がり、患者が増えるのです。

研究で、無症状感染者もウイルスを排出していることが分かってきました。私たちの患者のデータでも、回復して症状がなくなってもウイルスを出しているケースがあります。

横浜港に到着したクルーズ船「ダイヤモンド・プリンセス」ではＰＣＲ検査で７１２人の感染が確認されました。その半数近い３３１人が無症状者でした。無症状者の検査には、感度が高く、ごく微量のウイルスでも検出できるＰＣＲ検査が最適です。

受けたい時に

医師や保健所が必要だと判断すれば検査するのは当然です。平熱でせき込むこともない場合でも、違和感があるので「検査を受けたい」と思ったときに、すぐ検査を受けられる体制をつくる必要があります。

いわゆる「夜の街」などの感染拡大の震源地を明確にして、そこで積極的に検査を進めるという戦略は効果的です。濃厚接触者ではなくても、積極的に検査をして感染リスクのある人を見つけ出し、陽性者を隔離・保護して感染を広げないようにする必要があるからです。

Jリーグなどでも2週間に1度、選手、チームスタッフ、審判員らにＰＣＲ検査を行うようにしています。感染した人をすばやく検査で見つけるの体制にすることが、この感染症を抑え込む一番の対策です。

偽陽性防げる

新型コロナウイルスを検出する方法として、抗体検査や抗原検査などもあります。しかし正確さにおいてPCR検査を超えるものはありません。

PCR検査はウイルスの遺伝子の特徴的な部分を増幅させる方法です。数時間で100万倍に増幅させることも可能で、微量のウイルスでも検出できる高い感度が最大の長所です。無症状であっても、感染した人の喉にウイルスがあればほぼ100%検出できます。

「PCR検査の感度は7割」という人がいます。感染者の7割は陽性と判定できるけれども3割は見逃してしまう、と。この人たちが根拠としている論文は、1千人の感染者についてPCR検査をした結果を記したものです。感染者といってもその中にはまだウイルスを出していない人もいます。ウイルスを出していないので当然、検査をしても陽性とならない。感染者でウイルスを出していない人が3割いたことをもって、「PCR検査の感度は7割」といって

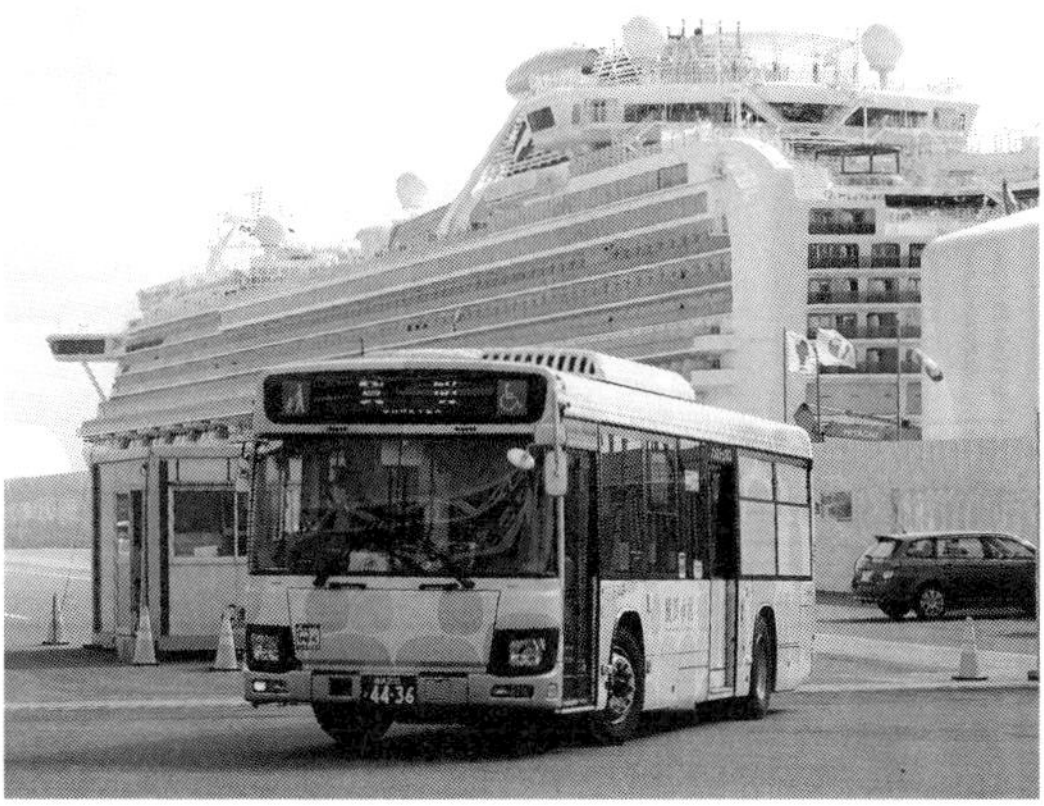

クルーズ船「ダイヤモンド・プリンセス」の感染者の半数近くが無症状でした（PCR検査で陰性が確認された人の下船が始まった2月19日、横浜市の大黒ふ頭で）

いるだけです。

長崎大学病院ではこれまで約8千件のＰＣＲ検査をやっています。そのなかには検査結果を表すグラフが、陽性と判断できるぎりぎりのウイルス量を示す曲線（増殖曲線）を描くこともあります。このような場合、再検査すると陰性になることが多い。感染していないのに陽性と判定してしまう「偽陽性」のことがいわれますが、これは再検査などによって防ぐことができます。

日本の一番の問題は、諸外国と比べてＰＣＲ検査が圧倒的に少ないことです。

長崎県では県医師会と長崎大学、長崎大学病院が協力してＰＣＲ検査を拡充する取り組みを始めました。県および民間企業の支援で大型のＰＣＲ検査機器を購入して、一度に多数の検体の分析ができるようになりました。検査機器の導入などについて国が財政支援をすれば、ほかの地方でも検査を大きく拡充できると思います。

（「しんぶん赤旗」日曜版２０２０年8月30日号）

感染抑止 注目の「世田谷モデル」
ＰＣＲ検査 1ケタ拡大めざす

保坂 展人さん（東京・世田谷区長）

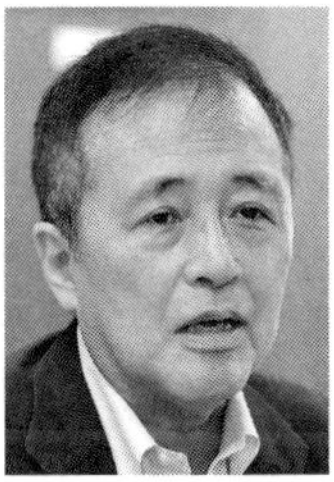

東京都世田谷区（人口約92万人）の保坂展人区長は、新型コロナウイルス感染症の拡大抑止策として、同区のＰＣＲ検査体制を「1ケタ拡大する」ことを「世田谷モデル」として示して、注目されています。保坂区長に聞きました。（内藤真己子）

「いつでも、だれでも、何度でも」

――「世田谷モデル」の概要を教えてください。

提唱者は東京大学先端科学技術研究センターの児玉龍彦名誉教授です。7月27日に開いた区の有識者との意見交換会で提言を受けました。ポイントはＰＣＲ検査を一挙に広げることです。

世田谷区の感染者数は東京都とほぼ比例し急増しています。区の検査体制は、保健所、帰国者・接触者外来、医師会の3ルートで1日約300件。そのもとで陽性率は15％近くあり、潜在的な感染が広がっているとの認識が前提にあります。

新型コロナウイルスは、人種や政治体制を問わずに人を脅かしてきます。イデオロギーを超えてコロナ対策でどの国がうまくいっているのか。米国のニューヨーク州が1日6万件のPCR検査をして陽性率を1％程度まで低減させ、感染防止に奏功しているのは事実です。ですからニューヨークのような「いつでも、だれでも、何度でも」のPCR検査体制を目指したい。

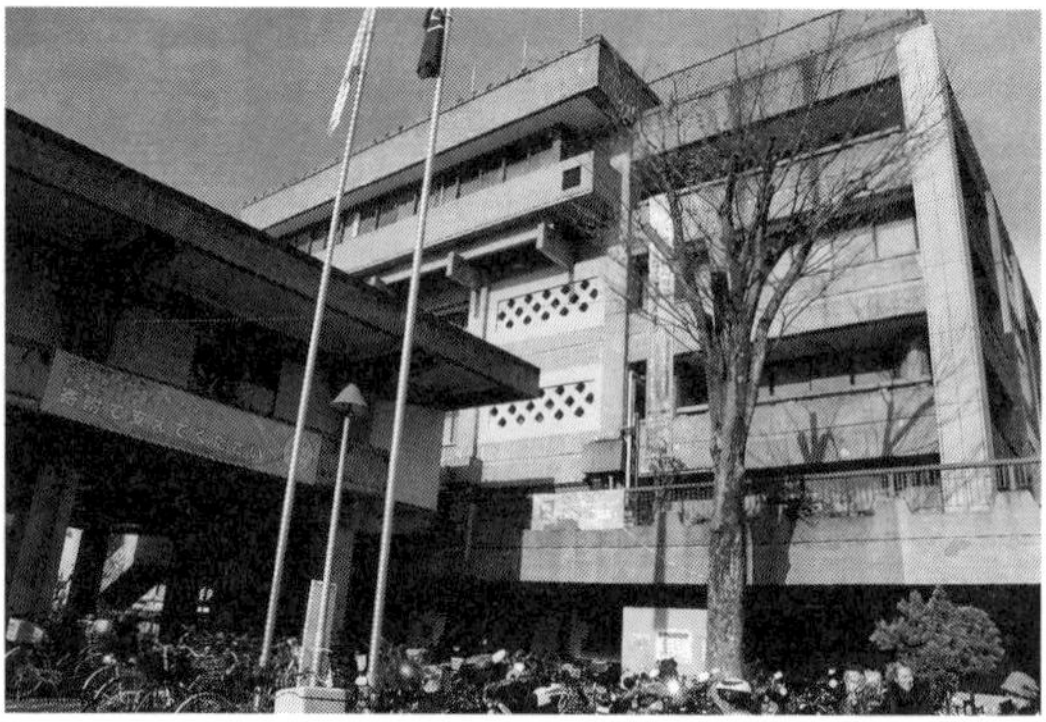

東京都世田谷区役所

児玉名誉教授の提案では、大量計測のできるオートメーションの計測器を導入することで、検査に要する時間を大幅に短縮し、コスト減を実現できるとのことです。そのための具体策は、現在進行形で検討中です。

感染者が増えていることに加え、「濃厚接触者」もPCR検査の対象となっていることから、現在、約300件近くやっているPCR検査も混みあっています。現在のPCR検査体制をさらに拡充・強化することが必要です。

世田谷区内の日ごとの感染者数（同区ホームページから作成）

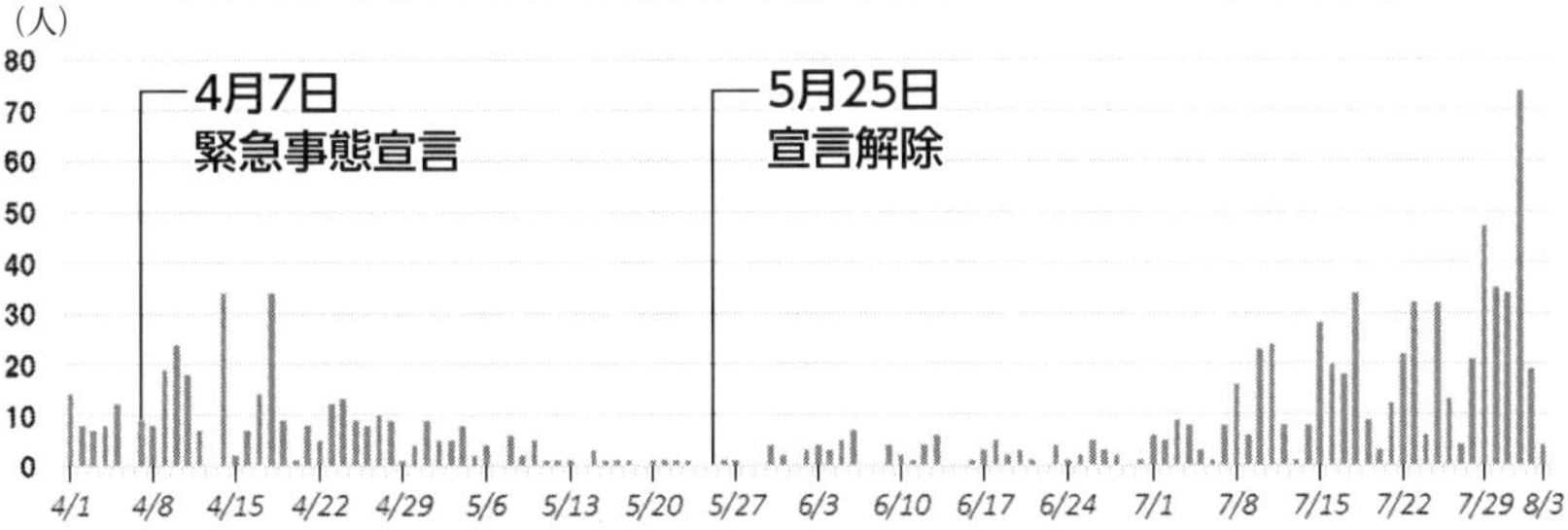

次に「社会的検査」です。医療機関や高齢者・障害者施設、保育園、学校で働く方など社会継続のために必要で、なおかつ多くの人と接触せざるを得ない方は全員繰り返しチェックする仕組みを作ります。

この人数も大変な数になります。大量検査機器でも間に合わないので児玉氏は「プール方式」を提案されています。１本の試験管の中に例えば５人の検体を入れて５００人分を大量検査機で回すと一挙に２５００人分の検査ができる。この中で陽性反応があった場合に、５人分を取り出して再追跡するという仕組みです。コストも抑えられます。

□　□

――「社会的検査」はなぜ必要なのですか？

東京都の発表では、新型コロナに感染して６月末までに亡くなった都内の３２５人の方の半数が医療機関や介護施設の院内感染によるもので、その多くは高齢者です。それくらい病院や施設の危険度は高いのです。いったん発生するとクラスター化します。また働いている人から地域や家族の中にも広がりますから、そこを止めていくことが重要です。

すでに区内の病院でも手術をする前に患者さんにＰＣＲ検査をかける、医師や看護師、スタッフも含めて定期的にＰＣＲ検査をやっていく方向になっています。コロナ禍で減収となった病院の弱った経営状態の中で「持ち出し」で検査している。それだけ重要だということです。

さらにその先に、第３段階として「いつでも、だれでも、何度でも」とニューヨーク州のような検査体制を目指したいと考えます。

――財源や区民の負担はどうなりますか？

実施には億単位のお金がかかります。これをどう考えるか。一つは区民の健康と命を守ることは区が特命的にしなければならないことです。感染拡大期に検査を待たせてしまい、その間に区民が重症化することも防がなければならない。区が財源を支えることが必要です。一方で感染対策は世田谷区に限ったことではありません。東京都や国には支援を考えてもらいたい。そこは求めていくつもりです。

「社会的検査」も、社会的に欠かすことができない仕事を持続するのに必要ですので、公費でカバーすることが必要です。

□　　　　　□

――「世田谷モデル」の反応はどうですか。

「世田谷区から風穴を開けてほしい」という意見を頂いています。検査を広げない理屈として

「検査の精度は7割」とか「今日感染していなくても、明日感染するかもしれない」と言われています。それなら、世界中で、感染か否かをなぜPCR検査で行っているのか、なぜ入国者に空港の検疫でPCR検査をするのか、説明がつかなくなります。

この構想の実現のためには、財源はかかりますが、それをいうなら1兆円以上の予算を投じて「Go To トラベル」で4連休に旅行をさせて、結果として、全国に感染が広がったことをどう見るのか。今は、「Go To トラベル」をやめ、その予算を「Go To PCR」の予算に回すべきです。

これは本来、政党・党派、イデオロギーの違いを超えて与野党ともに政府に迫っていける課題だと思っています。

（「しんぶん赤旗」2020年8月5日付）

PCR検査 無料・数分・診断書いらず

米の陽性率下げた州で体験

新型コロナウイルスで世界最多の感染者・死者を出している米国ですが、感染拡大を抑えこんでいる州もあります。これらの州では知事が指導力を発揮し、多数の検査を実施して陽性率を下げました。情報公開も行き届いています。

〈ロックビル〈米北東部メリーランド州〉＝遠藤誠二〉

メリーランド州　ワシントンから北西に約20キロ、地下鉄で30分のところに記者の住む街ロックビルがあります。ここはワシントン特別区ではなくメリーランド州。州の面積は岩手県の約2倍で人口は約600万。新型コロナの感染者総数は8月10日現在、約9万6000人、新規感染者は1日500～700人ほどです。

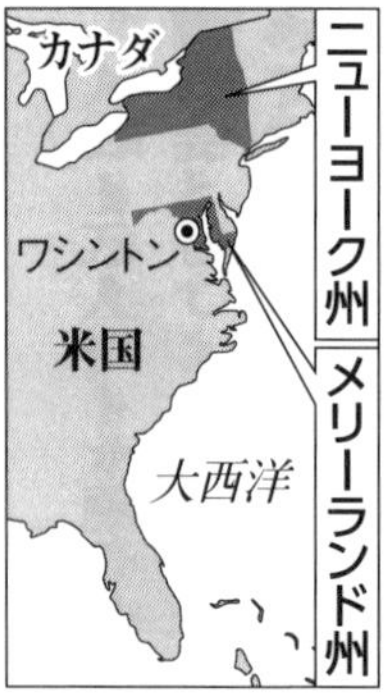

カナダ
ニューヨーク州
ワシントン
米国
大西洋
メリーランド州

だれでも気軽に

実際の検査はどうなのか。記者も8月7日に体験してみました。まず、州のホームページにアクセス。クリック一つで自宅近くのＰＣＲ検査場の場所が分かります。グーグルマップでも検索可。いつもいく薬局チェーン店、民間の内科診療所など、半径10マイル（16キロ）、車で30分以内では26カ所ありました。1時間では50カ所以上。州全体では２００カ所以上の検査場があります。要予約か不要かはそれぞれですが、すべて無料です。

選んだのは予約なしでできるドライブスルー検査場です。車に乗ったまま、免許証を提示して電話番号を伝えた後、綿棒で鼻を10回ほじくられ終了。待ち時間なしでたった5分。検査結果は、2〜5日後に電話かメール、もしくは特設ホームページで知ることができます。記者の結果は2日後の9日に判明。陰性でした。

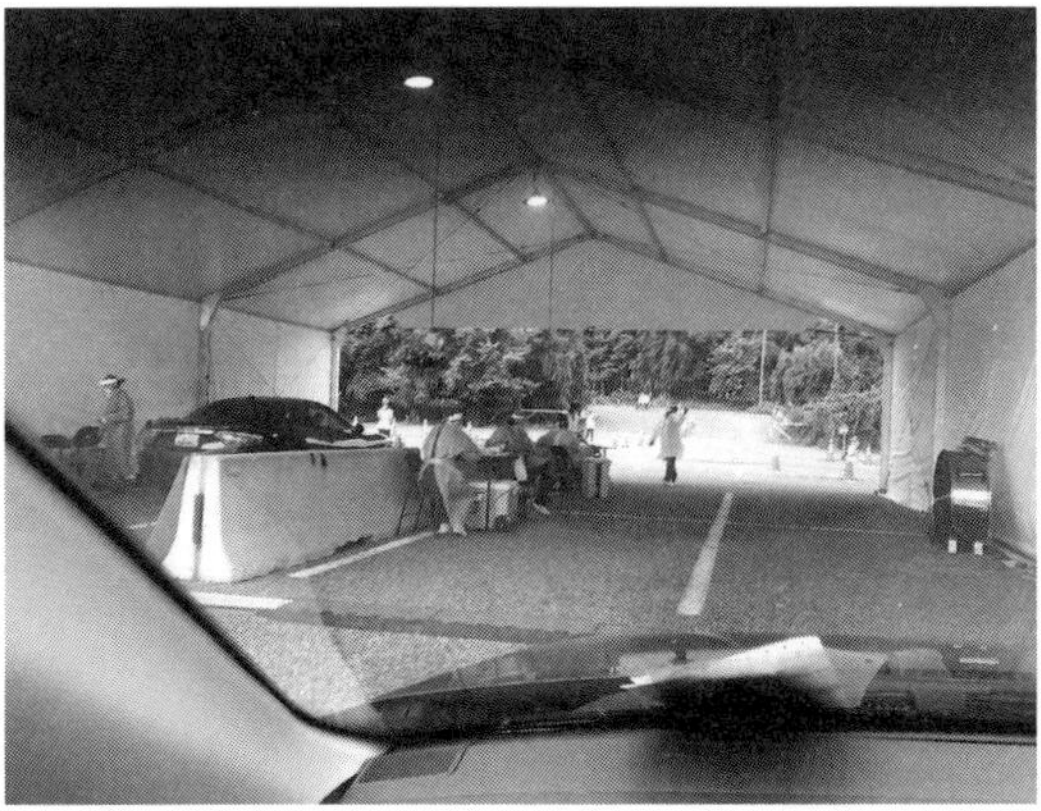

ドライブスルーの新型コロナウイルス検査場。検査時以外は車の窓は全閉。数分で済みました（遠藤誠二撮影）

メリーランド州は9日までに、約１３５万の検査を実施。検査した州民は99万人におよび、人口の16％にあたります。当初、数千だった1日の検査数も現在は2万以上。24郡（ボルティモア市含む）のすべてで検査率10％を超えました。

4月中旬には26・9％だった陽性率（7日間平均）は9日には4・0％にまで下がりました。検査の増加で感染者が増え、病床やＩＣＵ（集中治療室）数がひっ迫する事態にはならず、逆に入院者数は減りました。

データ公開徹底

新型コロナウイルスをめぐっては、トランプ政権の無策により米国全体で感染拡大が収まらず、対策は各州知事の手腕にかかっています。メリーランド州では、ホーガン知事（共和）が、検査を徹底して行った韓国から検査キットを50万個購入。4月下旬に大韓航空機により地元ボルティモア・ワシントン国際空港に直接、5月22日から医師の診断書が要らなくなり、誰でも自由に、気軽に検査が受けられるようになりました。

感染状況のデータ公開も徹底しています。ホームページ上では、州全体でなく24郡のそれぞれの検査率、陽性率を公表。感染者数（累計、新規）、検査数、陽性率、死者、入院患者数、感染者や死者の性別・年代別・人種別の内訳なども公にしています。郵便番号地域での感染者数も分かります。

ホーガン知事は8月3日、隣のバージニアやマサチューセッツ、オハイオ、ミシガンの各州知事とともに、感染拡大阻止に向け、結果が15～20分で判明する抗原検査を実施すると発表しました。検査はさらに促進されます。

ホーガン知事は、「連邦政権が検査予算を削減するなか、検査不足と遅れが厳しい状況にあるが、国民の命を守り感染拡大を遅らせるため州が結束して迅速な検査を実現させる」と語りました。

米国の政治専門サイト「ポリティコ」は、新型コロナ対策で手腕を発揮した6人の知事を選出した記事を掲載。ホーガン知事も選ばれました。

感染震源地から「優等生」に

ニューヨーク州　新型コロナ検査を徹底し、感染を抑えた米国の「優等生」の州としてニューヨーク州があげられます。3〜4月には、米国のエピセンター（感染震源地）ともいわれた同州では、「新型コロナウイルスを抑え込むことでわれわれができる唯一のことは検査を行うことだ」と断言したクオモ知事（民主）のもと、検査を大がかりに実施。8月10日には、入院者数、ICU利用数とも3月中旬から最低の数字となりました。州全体の感染率は0・88％と1％を切りました。

州民約2000万人で検査の累計は約650万。毎日、7万規模の検査を実施しています。クオモ知事は10日、「とても良いニュースだ。われわれが達成しているこの結果に州民はとても満足している」と指摘。かつて、感染拡大の恐怖が襲った州は現在、他の34州から訪れる人に14日間の隔離を義務づけるなど立場が逆転しています。

毎日、記者会見を開き、データを示し科学的な見地で丁寧な説明を行ったクオモ知事の評価はうなぎのぼり。7月初旬の世論調査では、州有権者の66％が彼の仕事を評価すると回答。新型コロナ対策に至っては72％が評価する結果となりました。

会見を開くたびに非科学的なコメントや失言を繰り返し、支持率が下がったトランプ大統領とは対照的です。

「クオモ氏は新型コロナと経済の両面において、州民が納得のいく形で取り組むことができた。未曽有の事態においてニューヨーカーは知事の指導力をかなり肯定的にみている」――。マリスト・カレッジ研究所のミリンゴフ所長はこう指摘します。

クオモ知事は8月3日の会見で、早すぎた経済再開などで感染拡大を抑え込めず、「ウイルスはいつか消えてなくなる」等の主張を繰りかえすトランプ大統領について、「彼は真実を国民に語ることから始めなければいけない」「近代史における最悪の失政だとすべての国民は認識している」と酷評しました。


（「しんぶん赤旗」2020年8月13日付）

新型コロナ対策にかんする緊急申し入れ

日本共産党の志位和夫委員長が2020年7月28日、安倍晋三首相あてに届けた「新型コロナ対策にかんする緊急申し入れ」の全文は次の通りです。

内閣総理大臣　安倍　晋三殿

日本共産党幹部会委員長　志位　和夫

新型コロナウイルスの感染急拡大は、きわめて憂慮すべき事態となっている。感染の急激な拡大が、医療の逼迫、さらに医療崩壊を引き起こし、救える命が失われることが、強く懸念される。

にもかかわらず政府が、感染拡大抑止のための実効ある方策を打ち出さず、反対に感染拡大を加速させる危険をもつ「Ｇｏ　Ｔｏ　トラベル」の実施を強行するなどの姿勢をとっていることは、重大である。

現在の感染急拡大を抑止するには、ＰＣＲ等検査を文字通り大規模に実施し、陽性者を隔離・保護するとりくみを行う以外にない。

この立場から、以下、緊急に申し入れる。

（一）

感染震源地（エピセンター）を明確にし、その地域の住民、事業所の在勤者の全体に対して、ＰＣＲ等検査を実施すること。

現在の感染拡大は、全国でいくつかの感染震源地（エピセンター）——感染者・とくに無症状の感染者が集まり、感染が持続的に集積する地域が形成され、そこから感染が広がることによって起こっていると考えられる。

たとえば、東京都では、新宿区は、感染者数、陽性率ともに抜きんでて高くなっており、区内に感染震源地が存在することを示している。東京の他の一連の区、大阪市、名古屋市、福岡市、さいたま市などにも感染震源地の広がりが危惧される。

政府として、全国の感染状況を分析し、感染震源地を明確にし、そこに検査能力を集中的に投入して、大規模で網羅的な検査を行い、感染拡大を抑止するべきである。

これらの大規模で網羅的な検査を行う目的は、診断目的でなく防疫目的であること、すなわち無症状者を含めて「感染力」のある人を見つけ出して隔離・保護し、感染拡大を抑止し、安全・安心の社会基盤をつくることにあることを明確にしてとりくむ。

（二）

地域ごとの感染状態がどうなっているのかの情報を、住民に開示すること。

たとえば、東京都では、新規感染者数とともに、検査数、陽性率を何らかの形で明らかにしている自治体は、14区市（新宿区、中野区、千代田区、大田区、世田谷区、足立区、台東区、墨田区、中央区、北区、品川区、杉並区、八王子市、町田市）にとどまっており、他の自治体では検査数、陽性率が明らかにされていない。

全国をみても、20の政令市のすべてで、市内の地域ごとの検査数、陽性率が明らかにされていない。これではどこが感染震源地なのかを、住民が知ることができない。

ニューヨークなどでは、地域ごとの感染状態が細かくわかる「感染マップ」を作成し、明らかにしている。

感染状態の情報開示は、あらゆる感染対策の土台となるものである。

（三）

医療機関、介護施設、福祉施設、保育園・幼稚園、学校など、集団感染によるリスクが高い施設に勤務する職員、出入り業者への定期的なＰＣＲ等検査を行うこと。必要におうじて、施設利用者全体を対象にした検査を行うこと。

感染拡大にともなって、これらの施設の集団感染が全国で発生しており、それを防止することは急務である。

（四）

検査によって明らかになった陽性者を、隔離・保護・治療する体制を、緊急につくりあげること。

無症状・軽症の陽性者を隔離・保護するための宿泊療養施設の確保を緊急に行う。自宅待機を余儀なくされる場合には、生活物資を届け、体調管理を行う体制をつくる。

中等症・重症のコロナ患者を受け入れる病床の確保を行う。新型コロナの影響による医療機関の減収補償は急務である。減収によって、医療従事者の待遇が悪化するなどは絶対に許されない。医療従事者の処遇改善、危険手当の支給、心身のケアのために、思い切った財政的支援を政府の責任で行うことを強く求める。

もはや一刻も猶予はならない。日本のＰＣＲ検査の人口比での実施数は、世界で１５９位であり、この異常な遅れは、どんな言い訳も通用するものではない。政府が、自治体、大学、研究機関、民間の検査会社など、あらゆる検査能力を総動員し、すみやかに行動することを強く求める。

（「しんぶん赤旗」２０２０年7月29日付）

新型コロナQ&A 第5弾
PCR拡大で感染広げない

日本共産党の志位和夫委員長が2020年7月28日に、新型コロナウイルスの感染急拡大を抑止するため、政府におこなった「緊急申し入れ」が反響を呼んでいます。自民党議員も含めた超党派「医師国会議員の会」（8月6日）で賛同意見も出ました。市民的な運動にするため、なにがポイントなのか、Q&Aで考えました。

感染震源地を「面」で検査

Q　感染者が急増し、不安です。どうすれば抑止できますか？

A　首都圏、愛知、大阪、福岡、沖縄などで連日、新規感染者数が「過去最高」を記録するなど、新型コロナウイルスの感染が急速に拡大しています。このまま感染拡大を許せば、高齢者への感染が広がり、重症者が一気に広がる深刻な瀬戸際にあります。ところが、政府は、感染拡大を抑えるための実効ある方策を何一つ打ち出さず、反対に「Go To トラベル」のような感染を加速しかねない政策を強行しています。

現在の感染拡大を抑止するには、PCR検査を大規模に実施し、陽性者を隔離・保護する取り組みを行う以外にありません。日本共産党の志位和夫委員長は7月28日、安倍晋三首相に対し、PCR検査の抜本的拡充などを求める緊急の申し入れを行いました。

申し入れは、新型コロナの感染急拡大を抑止するため、①感染震源地（エピセンター）を明確にし、その地域の住民や事業所の在勤者の全体に対して、網羅的で大規模なＰＣＲ等検査を実施する②地域ごとの感染状況の情報を住民に開示する③医療機関、介護施設、福祉施設、保育園・幼稚園、学校などに勤務する職員等への定期的なＰＣＲ検査を実施する④検査によって明らかとなった陽性者を保護・治療する体制を緊急につくりあげる――の4点を要請しています。

この提起は従来の検査方針の抜本的な転換を求めるものです。これまでのクラスター（感染者集団）対策は、感染が集団発生した場所からたどる、いわば「点と線」の対策でした。無症状の感染者の把握も、感染経路をたどる範囲内でしかできませんでした。

他方で、いますぐ国民全員を対象にした検査を行うことも、人員や体制上からも不可能です。

そうなると、無症状の感染者が多数存在する感染震源地を明確にして、住民や働く人の全体を対象に網羅的に「面」での検査を行う。これが最も合理的な方法です。

ＰＣＲ検査の抜本拡充によって、陽性者の保護・隔離を徹底的に行うとともに、地域・業種を限定した休業要請を補償とセットで行うことで、感染急拡大に歯止めをかけていくことが必要です。

感染震源地は何のこと？

Ｑ　「感染震源地＝エピセンター」ってなんですか？

Ａ　「感染震源地（エピセンター）」とは、新型コロナウイルスの感染者――とくに、無症状の感染者が集まるなかで、感染が持続的に集積している地域のことです。多くの専門家が、現在の感染急拡大は、全国にいくつかあるエピセンターから他の地域へ感染が広がるなかで起こっていると指摘しています。

たとえば、東京都では、新宿区が、感染者の数も、ＰＣＲ検査を受けた人が陽性と判定される割合（陽性率）も抜きんでて高くなっており、区内にエピセンターが存在することが示されています。東京の他の一連の区や、大阪市、名古屋市、福岡市などでも、エピセンターの広がりが危惧されています。
東京都医師会の尾﨑治夫会長は、「感染を収束させるためには、感染震源地の対策が不可欠」と強調しています。（「しんぶん赤旗」日曜版8月9日・16日合併号）
日本共産党が7月28日に行った政府申し入れの一番の要は、エピセンターを明確にし、そこに検査能力を集中的に投入して、網羅的・大規模な検査を行うことにあります。

どのように検査するか？

Q 「網羅的・大規模な検査」とはどのようにするのですか？

A 新型コロナ感染者の一定割合は、無症状の感染者であり、そうした無症状者のなかには、他人への感染力がある人と、感染力のない人の2種類がいることが明らかとなっています。「感染力がある無症状者」をどうやって見つけだし、保護・隔離するか——これが、今、感染拡大を抑止できるかどうかのカギとなっています。

PCR検査の対象は、当該の地域の住民、事業所の在勤者です。症状の有無や、感染者に接触したかどうかなどにかかわらず、行政から呼びかけ、その地域に住み、働いている人たち全体に検査を受けるよう促していきます。

米国のニューヨーク州では、3～4月の感染拡大で「医療崩壊」が起こり、多くの死者が出たことを受け、州政府が検査数を大幅に増やす方針を決定。州・市当局の努力により、4月15日時点では1日当たり1万件程度だった検査能力が、6月には1日当たり5万件に引き上げられました。各所にPCR検査所やドライブスルー検査所が設置され、全市民が経済的負担なく検査を受けられる制度が整備されました。

その結果、感染者の早期発見と感染状況の実態把握が進み、感染防護に向けたさまざまな政策も前進（日本医師会・COVID-19有識者会議ホームページの現地報告）。現在、ニューヨーク州の陽性率は1％台に抑えられるようになりました。

日本でも、東京都医師会をはじめとする医療団体や専門家が、エピセンター対策のための住民全体を対象としたPCR検査実施を求め、東京都世田谷区など、感染拡大抑止のため、PCR検査体制を拡充し、幅広い住民への検査を行っていく動きが起こっています。

厚生労働省も、8月7日に「事務連絡」を出し、「現に感染が発生した店舗等に限らず、地域の関係者を幅広く検査する」という方針を打ち出しました。

感染拡大を抑止するための、PCR検査の抜本

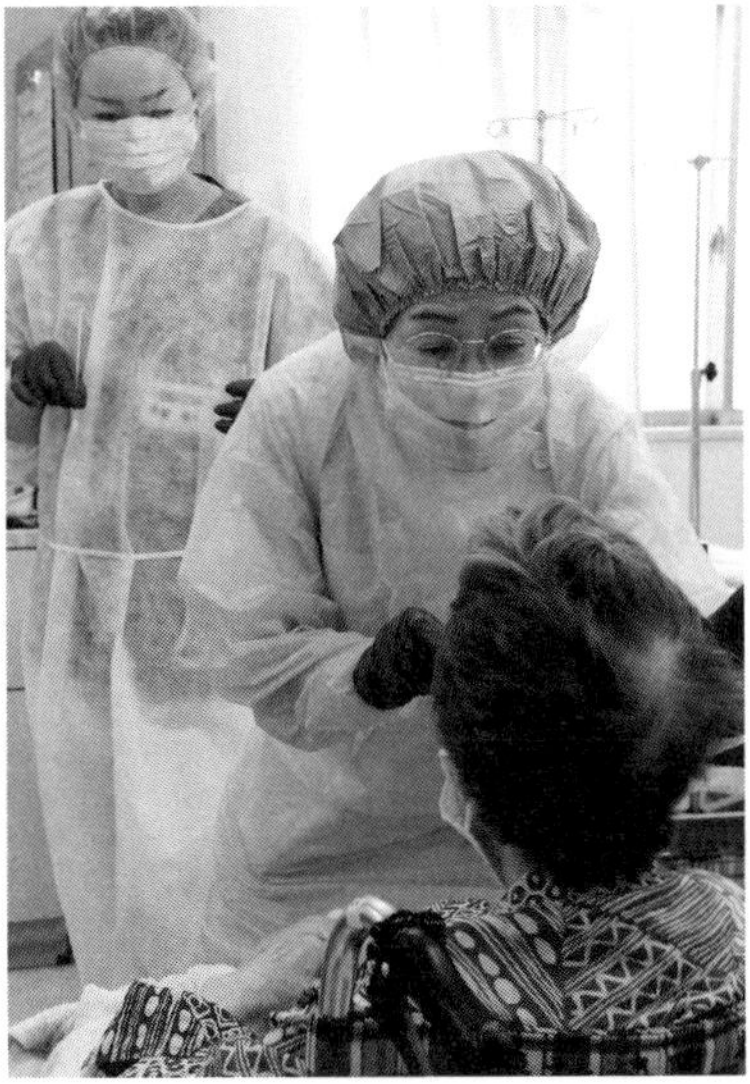

検体を採取する医師、看護師＝東京都内の病院

的拡充を求める取り組みを各地で広げていくことが重要です。

地域別の情報開示なぜ

Q　地域ごとの情報開示を強調していますが、なぜ必要なのですか?

A　感染状況の情報開示は、あらゆる感染対策の土台となります。

現在、感染状況の実態の開示の仕方は自治体によってバラバラです。たとえば、東京都内では、新規感染者数とともに、検査数や陽性率を何らかの形で明らかにしている自治体は15区市にとどまっています（8月7日現在）。全国をみても、20の政令市のなかで、市内の地域ごとの検査数や陽性率を、市民に開示している自治体はありません。

これでは、住民は、どこが感染震源地なのかを知ることができず、不安にかられることになってしまいます。場合によっては、「△△地域が危ないらしい」など、臆測による不安や疑心暗鬼が

生じ、分断や差別も生まれかねません。

行政が的確・迅速に情報を知らせてこそ、感染状況についての正しい認識を共有でき、感染者の早期保護や地域を限定した補償とセットの休業要請など、感染対策を住民の一致協力によって進めることも可能となります。また、そうした対策を打つなかで陽性率が低下するなどの効果が目に見えてくれれば、住民の不安を払拭し、社会・経済活動を再開する見通しも立つようになります。

感染状態を明らかにする情報開示こそ、地域の安心をつくる出発点です。

ＰＣＲは確立された検査

Ｑ　ＰＣＲ検査は、たくさんやれば間違いが多くなり「感染を広げる」「医療崩壊が起きる」との声も聞こえますが。

Ａ　世界の各国でＰＣＲ検査は毎日何万件も行われています。米国のニューヨーク市では、医療崩壊の局面から１日６万件以上のＰＣＲ検査をやって感染者を見つけ出し抑え込みに成功し、経済活動との両立をはかっています。
ＰＣＲ検査が感染対策の中心に位置付けられるのは、それがウイルス発見の最も確立された検査法＝ゴールドスタンダードとされているからです。ＰＣＲ抑制論は日本独特の議論です。

微量の遺伝子を増幅させて見るＰＣＲ検査は、他の検査にない高い精度があります。唾液や鼻の奥の粘液などの検体の中にウイルスがいれば「陽性」、いなければ「陰性」と１００％に近い確実さで判定できます。

いまＰＣＲ検査を広く行う目的は、無症状の感染者を見つけ出し保護・隔離するためです。つまり「診断」が目的ではなく「防疫」が目的なのです。

無症状感染者は咳や痰も出しませんが、唾液にウイルスがいれば、会話や歌でしぶきを飛ばし感染させる可能性があります。唾液や鼻の粘液にウイルスがいるかどうかを調べることが大事で、ＰＣＲ検査はそれに最も適しています。

ウイルスが唾液におらず肺の奥にいるときは、唾液の検査では出てきません。ですから、「診断」の場合は抗体検査やＣＴ検査なども必要です。けれども唾液を見ることで、その時、感染させる可能性があるかどうかを見ることができます。

検体採取の失敗でウイルスが採れない場合や、その時ウイルスが出ていなくても時間変化でウイルスが出てくる場合があるので、定期的に検査を繰り返すことが必要です。

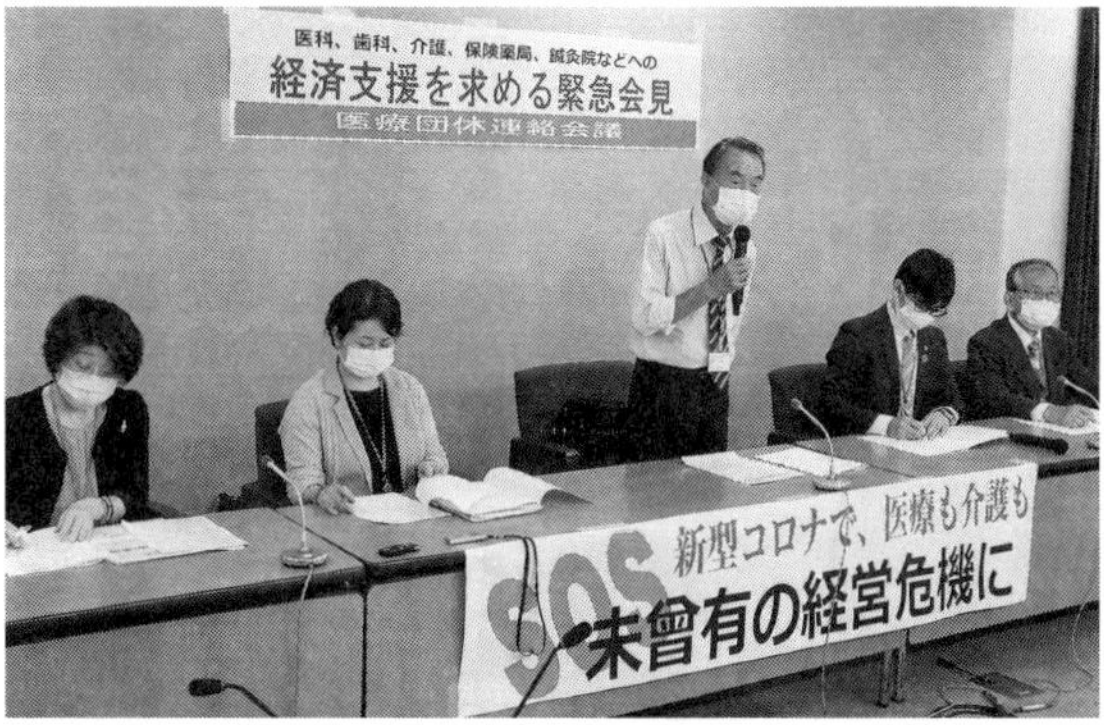
経済支援を求める緊急会見
医療団体連絡会議
新型コロナで、医療も介護も
SOS
未曾有の経営危機に
医療、介護の現場などを経営危機から守るため、国の経済支援を求める保団連の住江憲勇会長（左から３人目）ら＝５月28日、厚生労働省

医療・学校現場なぜ重視

Ｑ　医療・介護・福祉・保育・学校などの検査を提唱していますが、なぜ重要ですか？

Ａ　この間、病院・診療所、介護施設、障害福祉施設などの集団感染が全国で発生し、感染急増をもたらす重大な要因となっています。また、これらの医療機関や施設を利用する高齢者、障害者の感染は命の危険に直結します。実際、東京都でコロナ感染によって6月末までに亡くなった３２５人のうち、51・７％は院内感染・施設内感染による死者だったことが、都当局の調査で判明しています。

こうした集団感染を未然に防ぎ、重症化・死亡のリスクを回避するため、医療機関、介護施設、福祉施設、保育園・幼稚園、学校などに勤務する職員と、出入り業者を含む関係者全員に定期的な検査を行うというのが、日本共産党の提案です。

これらの施設の利用者についても、必要に応じて、全体を対象にした検査を行います。

この間、職員や利用者の感染が見つかった病院・介護施設で、経営者が判断し、職員・関係者・利用者全員のＰＣＲ検査を行ったことで、二次被害を防ぎ、事態を早期に収束させた事例も各地で生まれています。

命を守るケアの現場と、そこで働く人たちを感染から守るため、ＰＣＲ検査体制を抜本的に拡充し、定期的な検査を行っていくことが求められます。

検査にかかる費用は

Ｑ　検査にかかる費用はどうするのですか？

Ａ　今回の緊急申し入れで日本共産党が要求した検査は、感染拡大を抑えて安全・安心の社会基盤をつくるという「防疫」を目的に、国の責任で行うものです。当然、検査を受ける人に、経済的負担はかかりません。
第２次補正予算とその予備費10兆円は、こうした施策にこそ投入が求められています。もし、財源がさらに必要ということであれば、臨時国会を召集し、今の感染急拡大をどうやって抑止するかを徹底的に議論し、必要な予算の編成を行うべきです。

陽性の人どうする

Ｑ　検査で陽性となった人はどうするんですか？

Ａ　感染拡大を抑止するには、検査で陽性が明らかとなった人を、着実に隔離・保護・治療していくことが必要です。
ところが、現在、無症状・軽症の陽性者を保護するために、ホテルなどを借り上げる宿泊療養施設は、すでに各地で不足状態となっています。

また、中等症・重症の患者を受け入れて治療する医療機関は、病床を空けておくことによる減収、医師・看護師の特別な配置のための支出、病棟・病室の改造にかかる出費、一般医療の縮小による減収など、莫大な財政負担のため、深刻な経営困難に陥っています。そのなかで、命をかけて患者を守っている医療従事者が、ボーナスカットなどの待遇悪化を強いられる事態まで起こっています。コロナ患者を受け入れていない病院・診療所も、感染を恐れた受診抑制で大幅な減収になっており、地域医療全体が「経済的医療崩壊」の危機にひんしています。

　こうした事態を、緊急に打開し、体制を立て直すことが必要です。

　国の責任で、無症状・軽症の陽性者を保護する宿泊療養施設の確保を緊急に行い、検査体制の抜本的拡充に対応できる水準まで整備を進めます。そうした整備が進むまでの間、自宅待機を余儀なくされる陽性者に生活物資を届け、体調管理を行う体制をつくります。

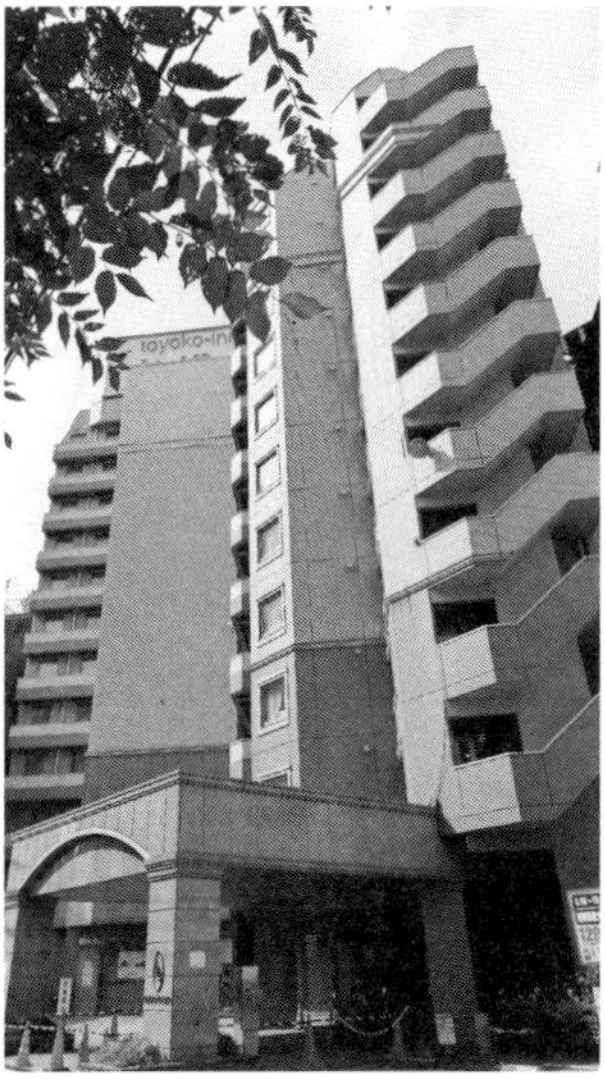

新型コロナ感染者が宿泊療養するホテル
＝東京都新宿区

　新型コロナの影響で減収となっている、すべての医療機関に、国による減収補塡を行います。医療従事者の処遇改善、危険手当の支給、心身のケアのため、思い切った財政支援を、政府の責任で行うべきです。

　さらに、検査で陽性が明らかとなった人の、居場所や体調の把握、サーベイランス（追跡）、病状が悪化した際の入院の調整などを担うのは保健所です。長年にわたり、保健所の箇所数や職員が減らされてきたこともあり、保健所の業務は現在でもパンク状態となっています。臨時職員の大幅採用や職員の研修など、保健所の人員・体制を厚くする緊急の措置をとる必要があります。それを出発点に、減らされてきた保健所の体制・職員を抜本的に増やす方向へかじを切り替えるときです。

（「しんぶん赤旗」2020年8月11日付）

コロナ感染拡大抑止へ PCR検査拡充を　専門家が緊急提言

2020年9月30日　初　版

著　者　赤　旗　編　集　局
発　行　日本共産党中央委員会出版局
〒151-8586　東京都渋谷区千駄ヶ谷4-26-7
TEL 03-3470-9636 / mail:book@jcp.or.jp
http://www.jcp.or.jp
振替口座番号 00120-3-21096
印刷・製本　株式会社 光陽メディア

落丁・乱丁がありましたらお取り替えいたします

ISBN978-4-530-01693-9　C0031　Printed in Japan